中村 純・編著
産業医科大学名誉教授

抗うつ薬
プラクティカルガイド
上手に選んで使いこなす！

中外医学社

●執筆者 (執筆順)

中村　　純	産業医科大学名誉教授
吉村　玲児	産業医科大学医学部精神医学教室教授
熊田　貴之	医療法人ディープインテンション日吉病院
大坪　天平	東京厚生年金病院心療内科部長
富田　　克	久留米大学医学部神経精神医学講座講師
常山　暢人	新潟大学大学院医歯学総合研究科精神医学分野
鈴木雄太郎	新潟大学大学院医歯学総合研究科精神医学分野講師
染矢　俊幸	新潟大学大学院医歯学総合研究科精神医学分野教授
坂元　　薫	東京女子医科大学神経精神科教授
中野和歌子	産業医科大学医学部精神医学教室
香月あすか	産業医科大学医学部精神医学教室
平安　良雄	横浜市立大学附属市民総合医療センター病院長 横浜市立大学大学院医学研究科精神医学部門教授
森下　　茂	関西医科大学精神神経科学教室臨床教授 十条リハビリテーション病院うつ予防医療センター長
杉田　篤子	産業医科大学医学部精神医学教室
阿竹　聖和	産業医科大学医学部精神医学教室
堀　　　輝	産業医科大学医学部精神医学教室
山田　和夫	東洋英和女学院大学人間科学部教授/和楽会横浜クリニック院長
新開　隆弘	産業医科大学医学部精神医学教室准教授
橋本浩二郎	大館市立総合病院精神科
中神　　卓	大館市立総合病院精神科
古郡　規雄	弘前大学大学院医学研究科神経精神医学講座准教授

はじめに

　わが国では気分（感情）障害圏の患者が増加している（図1）．WHO（世界保健機関）の診断基準ICD-10を用いた厚生労働省の患者調査によれば，平成11年（1999年）におけるF30-F31：躁病エピソード及び双極性感情障害（躁うつ病）の患者数は約7万人，F32-F33：うつ病エピソード及び反復性うつ病性障害患者は約24万人，F34：持続性気分（感情障害），F38：他の気分（感情）障害及びF39：特定不能の気分（感情）障害などを合わせたものは約13万人であった．したがって，気分障害圏患者の合計は44万人ということになる．そして，10年後の平成20年（2008年）の調査結果によれば，F30-F31：約12万人，F32-F33：約70万人，F34及びF38-F39：約22万人の合計約104万人となり，気分障害圏患者は10年間で約2.4倍の増加がみられている．特にF32-F33の増加は顕著であるが，その増加率は年代別にみても傾向は変わらず，小児期から高齢者までどの年代においても気分障害圏の患者は増加している．そして平成23年（2011

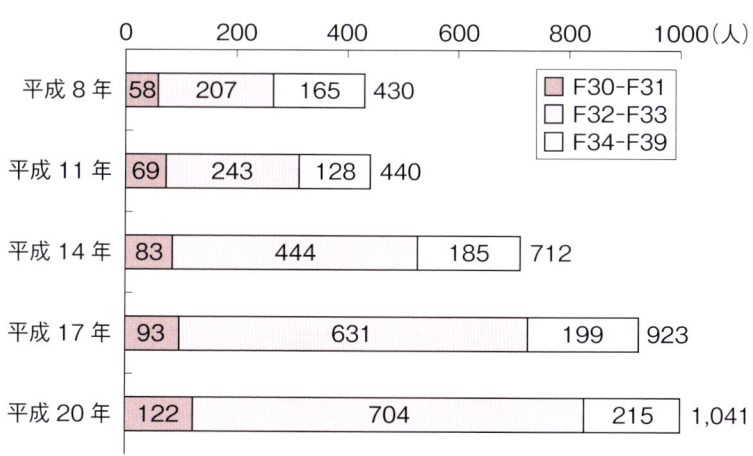

図1　気分障害総患者数

総患者数＝入院患者数＋初診外来患者数＋再来外来患者数×平均診療間隔×調整係数（6/7）．厚生労働省患者調査より

年）7月に厚生労働省は精神疾患をがん，急性心筋梗塞，糖尿病，脳卒中と共に重点的に医療計画を立てる必要がある五疾患に加えた．精神疾患の中で最近増加し，対策が急がれるのは，うつ病と認知症であろう．

　このような気分障害圏患者の増加については，いくつかの要因が考えられる．直接的な要因の第一は，平成10年（1998年）以来13年間持続しているわが国における急激な自殺者の増加である．自殺の原因の第一位は統計開始以来ずっと健康問題による自殺であるが，その半数はうつ病とされており，うつ病の予防，早期発見・治療は自殺防止対策をする上で重要な位置づけを占めている．この10年前と比較して，働き盛りの50歳台の男性の自殺者が増加していることから，勤労者へのうつ病の啓発は重要な課題である．

　ところで平成10年（1998年）にどうして急激な自殺者の増加がみられたかについては諸説がある．わが国の自殺者数は経済状況とよく相関しており，平成9年の完全失業率は4.2%であったが，平成10年には4.9%に急激に増加し，その時に自殺者はおよそ八千人増加している．その年は大手都市銀行や証券会社の倒産があった年であった．それ以来，わが国ではリーマンショックなどによる経済不況が持続している．さらに今回の東日本大震災や福島第一原発事故などの影響も雇用不安や人間関係の破綻を来し，将来に対する不安を増強させ，今後もうつ病患者や自殺者は増加する可能性があると思われる．

　また，少子高齢者社会を迎え，世代間の考え方に解離が起こっており，それは労働観の違いにもみられ，職場への従属意識は若い人ほど少なくなっているように思われる．また，成果主義や裁量労働など働き方にも変化が起こっており，非正規雇用社員の割合は増加し，その一方で，個人の責任はかえって重くなっており，社会全体にストレス負荷が強まっている．

　このように考えていくと，うつ病になりやすい執着性格や生真面目な性格を有する人にとって，現代は住みにくい世の中になってきており，うつ病が発症しやすい状況が持続していると考えられる．さらに，IT（情報通信）機器を用いた間接的なコミュニケーションが発達して，いわゆる人間関係が疎になってきている．また，企業は不況克服，合理化のため正社員を減らし，必然的に長時間労働を余儀なくされており，過重労働となることも多

く，労働者は心身ともに疲れている．また，多くの女性が社会進出して経済的には生活が豊かになってきたが，まだまだ女性が男性と同等に労働するまでの職場環境がどの職場にも準備されているとは言い難い．また，子供の養育問題や高齢者の扶養の問題など社会全体で改善しなければならない課題が山積している．

　これら社会の変化に適応できない人の増加は，うつ状態を発症する大きな要因となっている．さらに，精神科医側の問題であるが，病前性格や重症度，病態を全く考慮せず，症状項目とその持続時間だけで診断するICD-10診断や米国精神医学会の診断基準DSM-IVの浸透も多様な気分障害圏の診断を増加させた可能性がある．

　このような社会的な背景が変化している状況で，1999年（平成11年）にこれまでの三環系や四環系抗うつ薬とは違った新規抗うつ薬である選択的セロトニン（トランスポーター）再取り込み阻害薬（selective serotonin reuptake inhibitor: SSRI）の一つであるフルボキサミン（ルボックス®，デプロメール®）がわが国にも上市され，うつ状態・うつ病に対する新たな薬物療法が開始された．その後に上市されたSSRIやSNRI（serotonin noradrenaline reuptake inhibitor），NaSSA（noradrenergic and specific serotonergic antidepressant）などは，従来の抗うつ薬に比べて抗コリン作用などの副作用が少なく，安全性が強調されており，これらの薬剤は使いやすく広範なうつ状態に使われるようになった．特にこれらの薬剤を開発した多くの外資系企業はうつ病の啓発に熱心に取り組み，うつ状態・うつ病の人がこれまで敷居が高かった精神科クリニックにも容易に受診するようになったが，このこともうつ病患者の受療率を上げたと言える．一方，安易な薬物療法がなされているのではないかという批判もある．したがって，個々の抗うつ薬の選択，用法，用量，特徴，副作用などを熟知し，臨床に応用する必要が出てきている．

Key words

セロトニントランスポーター

　　セロトニンの神経終末にある．シナプス間隙に遊離されたセロトニンを再取り込みをする機能を持った部位．

典型的なうつ病治療の基本は，薬物療法と休養である．うつ病は，適切な診断，治療がなされれば治る病であり，現代のうつ病治療に薬物療法の知識は欠かせない．

　本書は，精神科医や心療内科医だけでなく一般診療科の医師や薬剤師をも対象にして書かれたもので，分かりやすく，臨床現場で直ぐに役立つことを目標としている．

　うつ病の治療は，精神科医や心療内科医だけのものではない．増加したうつ病の治療には，産業医を含めたすべての医師が対応し，治療する能力を持たねばならない状況になっていると考えられる．中でも薬物療法の知識は，増加したうつ状態・うつ病の治療に必須であるので，本書が多くの医師に利用されることを期待したい．

　　　2011 年 12 月

　　　　　　　　　　　　　　　　　　　　　　　　　中　村　　純

目　次

1. うつ状態・うつ病における抗うつ薬の位置づけ　〈中村　純〉　1
1. うつ病の診断が確定している場合に薬物療法が選択される …… 1
2. 双極性障害が示すうつ状態（双極性うつ病）……………………… 3
3. 抗うつ薬使用の原則 ……………………………………………… 4
4. うつ病に対する薬物治療アルゴリズムの課題 ………………… 8
5. 一般的なうつ病の経過 …………………………………………… 9
6. 薬物療法を補完する基本的な精神療法 …………………………10

2. 抗うつ薬の種類・効果的な薬物療法　〈吉村玲児〉　13
1. うつ病の多様性 ……………………………………………………13
2. 抗うつ薬の有害事象からの薬剤選択 ……………………………14
3. 意欲・活動性低下や思考力低下が前景であるうつ病 …………15
4. 不安・焦燥感が前景であるうつ病 ………………………………16
5. 食欲不振や不眠が前景であるうつ病 ……………………………17
6. 精神病性うつ病（妄想性うつ病）…………………………………18
7. 血管性うつ病（vascular depression, post-stroke depression）……………………………………19

3. 三環系抗うつ薬　〈熊田貴之，大坪天平〉　21
1. 三環系抗うつ薬の必要性 …………………………………………22
2. 各三環系抗うつ薬の特徴 …………………………………………23
    1. イミプラミン ……………………………………………………24
    2. アミトリプチリン ………………………………………………24
    3. トリミプラミン …………………………………………………25
    4. ノルトリプチリン ………………………………………………25

  5. クロミプラミン ……………………………………………25
  6. アモキサピン ………………………………………………26
  7. ロフェプラミン ……………………………………………26
  8. ドスレピン …………………………………………………26

4. 四環系抗うつ薬・トラゾドン 〈富田　克〉 29
 1. 四環系抗うつ薬 ……………………………………………29
  1. マプロチリン ………………………………………………29
  2. ミアンセリン ………………………………………………32
  3. セチプチリン ………………………………………………33
 2. 四環系抗うつ薬の適応 ……………………………………34
 3. トラゾドン …………………………………………………36
 4. トラゾドンの適応 …………………………………………37
 5. せん妄への適応 ……………………………………………38
 6. 四環系抗うつ薬／トラゾドンによる賦活と自殺の危険性 ………38

5. SSRI 40
 （1）フルボキサミン ……………〈常山暢人，鈴木雄太郎，染矢俊幸〉 40
  1. 用法や用量，投与期間の工夫 ……………………………40
  2. フルボキサミンの副作用と薬物相互作用 ………………44
  3. $\sigma 1$ 受容体について …………………………………………46
 （2）パロキセチン ……………………………………〈坂元　薫〉 49
  1. 用法・用量 …………………………………………………50
  2. 有効性 ………………………………………………………51
  3. 使用にあたって留意すること ……………………………55
  4. 症例 …………………………………………………………59
 （3）セルトラリン ……………………〈中野和歌子，香月あすか〉 62
  1. 薬理学的特性 ………………………………………………62
  2. 臨床効果の特徴 ……………………………………………64
  3. 有害事象 ……………………………………………………66
  4. 症例報告 ……………………………………………………67

(4) エスシタロプラム ……………………………〈平安良雄〉 70
  1. 効能，用法・用量 ………………………………………70
  2. 薬理学的特徴 …………………………………………71
  3. 有効性 …………………………………………………73
  4. 安全性 …………………………………………………74
  5. 薬物動態・薬物相互作用 ………………………………77
  6. 高齢者 …………………………………………………79
  7. 妊婦・産婦・授乳婦 ……………………………………80
  8. 身体合併症 ……………………………………………80
  9. 治療期間 ………………………………………………81
  10. 他剤からの置換………………………………………81

6. SNRI　　　　　　　　　　　　　　　　　　　　　　83
(1) ミルナシプラン ………………………………〈森下　茂〉 83
  1. ミルナシプランについて ………………………………83
  2. ミルナシプランはどのようなうつ病に効果が期待されるか ……84
  3. ミルナシプランを年齢で使い分ける …………………85
  4. 性別でミルナシプランを使い分ける …………………87
  5. 精神症状によるミルナシプランの使い分け …………88
  6. 躁状態を伴ううつ病へのミルナシプランの選び方 …………89
  7. ミルナシプランの用い方 ………………………………90
(2) デュロキセチン ………………………〈杉田篤子，阿竹聖和〉 93
  1. デュロキセチンが奏効した痛みと多彩な心気症状を
　　伴ううつ病の1例 ………………………………………93
  2. 適応 ……………………………………………………95
  3. 用法・用量 ……………………………………………95
  4. 利点 ……………………………………………………95
  5. 副作用 …………………………………………………97
  6. 禁忌 ……………………………………………………97
  7. 使用上の注意点 ………………………………………98
  8. 薬物動態 ………………………………………………100

9. 薬物相互作用 ………………………………………………… 100
　　　10. 中止法 …………………………………………………………… 102

7. ミルタザピン　　　　　　　　　〈堀　輝, 香月あすか〉 104
　　　1. ミルタザピンとは？ ………………………………………… 104
　　　2. ミルタザピンの薬理学的作用 ……………………………… 104
　　　3. ミルタザピンの利点 ………………………………………… 106
　　　4. ミルタザピンとミアンセリンは何が違うか ……………… 109
　　　5. 大規模研究からみたミルタザピンの位置づけと
　　　　 使用方法の留意点 …………………………………………… 111
　　　6. 併用療法としての可能性 …………………………………… 112
　　　7. 有害事象 ……………………………………………………… 112

8. スルピリド　　　　　　　　　　　　　　　　〈山田和夫〉 115
　　　1. ドパミン神経路と生理的機能 ……………………………… 116
　　　2. ドパミン2受容体 …………………………………………… 118
　　　3. スルピリドの薬理 …………………………………………… 120
　　　4. スルピリドの商品名・剤型 ………………………………… 121
　　　5. スルピリドの使い方 ………………………………………… 121

9. 抗うつ薬の効果が不十分な時の工夫—難治性うつ病
　　（治療抵抗性うつ病），追加療法，増強療法—　〈吉村玲児〉 123
　　　1. 難治性うつ病に対する追加療法 …………………………… 124
　　　　　1. 炭酸リチウム …………………………………………… 124
　　　　　2. 甲状腺ホルモン ………………………………………… 125
　　　　　3. バルプロ酸・カルバマゼピン ………………………… 126
　　　　　4. ラモトリギン …………………………………………… 126
　　　　　5. 非定型抗精神病薬 ……………………………………… 126
　　　　　6. ドパミン作動薬 ………………………………………… 127
　　　　　7. ケタミン ………………………………………………… 128

10. 抗うつ薬の副作用とその対策―うつ病の多様性をめぐって―
〈新開隆弘〉 130
 1. 患者をも"急増"させた？　副作用の克服 …………………… 130
 2. 抗うつ薬の副作用 ……………………………………………… 131
 3. 抗うつ薬の副作用？　うつ病の症状？ ……………………… 137
 4. うつ病の多様性 ………………………………………………… 138

11. 抗うつ薬と他の薬剤との相互作用
〈橋本浩二郎, 中神　卓, 古郡規雄〉 144
 1. 薬物相互作用とチトクローム P450 …………………………… 144
 2. 主な新規抗うつ薬の薬物相互作用 …………………………… 147

12. 一般身体科医と精神科医との連携　　　　　　　〈中村　純〉 156

索引 ……………………………………………………………………… 161

付. 抗うつ薬一覧表 …………………………………………………… 166

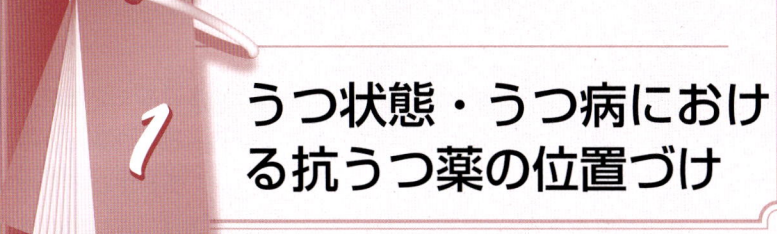

うつ状態・うつ病における抗うつ薬の位置づけ

　うつ病の治療の基本は，適切な薬物療法と休養，それを支える精神療法である．特に薬剤選択や投与量の知識は，うつ病治療に携わる医師，薬剤師にとって重要である．まず，うつ状態・うつ病の経過にそった薬物療法の位置づけについて，その原則について述べる．

　うつ病の診断が確定している場合に薬物療法が選択される

　うつ状態を呈するのは，うつ病だけではない．統合失調症の人も異常体験が軽快した時や現実感が出た後で抑うつ状態を呈することがある．そのような症例に対しては，統合失調症の治療に用いる抗精神病薬に付加して抗うつ薬を併用することもあるが，最近では非定型抗精神病薬の多くがセロトニン機能を増強させる作用を有していることから，抗精神病薬の投与量を調節し，別の抗精神病薬を付加することで対応することも多くなった．
　また，認知症とうつ病との鑑別は臨床的に困難な症例が多い．高齢者のうつ病では抑うつ気分とアパシーとの鑑別が難しく，偽痴呆（認知症）などと

 Key words

非定型抗精神病薬
　　従来の抗精神病薬はドパミン（DA）受容体に対する阻害作用が主な作用であったが（定型抗精神病薬），抗セロトニン（5-HT$_{2A}$）作用の方が抗DA$_2$受容体作用より大きい抗精神病薬を非定型抗精神病薬という．その後，開発された抗精神病薬の中には，かならずしも抗5 HT$_{2A}$より抗DA$_2$が大きくないもの，例えば，ブロナンセリン（ロナセン®）なども上市されたので，最近開発された抗精神病薬を一括して，第二世代抗精神病薬あるいは新規抗精神病薬とよぶこともある．

呼ばれ，抗うつ薬できちんと治療をすれば回復する症例を多くみてきたが，一方でうつ状態が認知症の前駆症状となることもあるため，抗うつ薬だけの投与では不十分なことがある．そして，「もの忘れ外来」を受診する多くの認知症患者はうつ状態を併存していることが多い．また最近は，若い頃のうつ病の既往が認知症の危険因子になるという報告もある．そして，うつ病が先行した認知症をよく見るようになっている．

さらにアルコール依存症は，以前からうつ病との関連が指摘されている疾患である．その典型例は渇酒症と呼ばれる病態で，周期的に飲酒量が過剰に増えるアルコール依存症である．このような人は10日間連続飲酒した後，1，2カ月飲酒しない時期があることがあり，自分がアルコール依存症であるという認識はあまりない．

また，多くのアルコール依存症者は，睡眠構築がうつ病患者と極めて類似しており，高齢者と同様に睡眠段階3＋4の深睡眠が減少し，多くはREM潜時が先進し，二次的にうつ状態を呈するとされている．このような人に抗うつ薬を投与してもあまり効果はなく，断酒を勧めなければならない．うつ病の人の中には不眠を訴え，特に寝付きの悪い人は寝酒をする人がいるが，飲酒量が増え，前述のように睡眠の質が悪くなるため，うつ状態をかえって

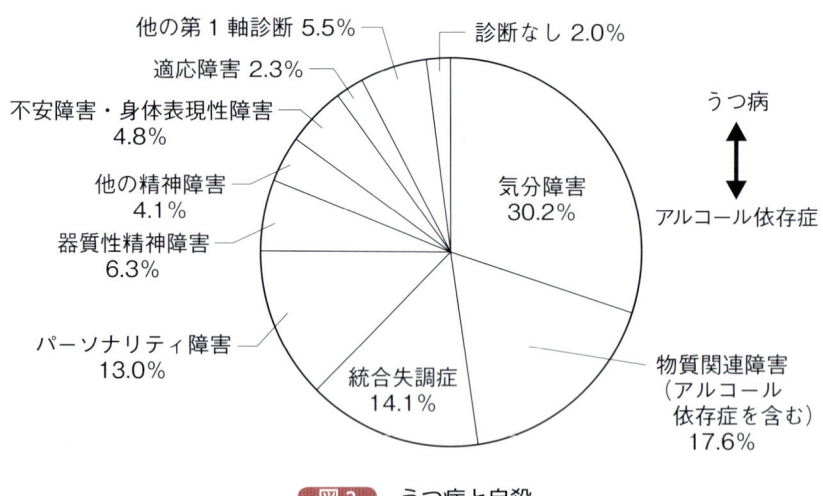

図2 うつ病と自殺

自殺と精神疾患（15,629例）．WHO, 2000

悪化させる可能性がある．このようにうつ病とアルコール依存症との間には密接な関連がある．アルコール依存症の人が断酒しても健康人と同様な睡眠構築に戻るには6カ月以上を要するという報告もある．WHOの報告[1]では，自殺した人は自殺する直前の1カ月以内には何らかの精神疾患の病名がつくとされ，気分障害とアルコール依存症を含む物質関連障害による自殺者を加えると，自殺者全体のほぼ半数となっている（図2）．

また，神経症性障害，ストレス関連障害および身体表現性障害の多くもうつ状態を呈する．神経症性障害の中でもパニック障害，強迫性障害，社会（社交）不安障害などに対しては，うつ状態だけでなく，これらの病態そのものにSSRIの適応を有するものがある．そして，ストレス関連障害の多くは抑うつ反応を起こすので，抗うつ薬が抗不安薬と併用して投与されることが多い．

さらに摂食障害，産褥に関連した行動障害もうつ状態を呈することがあり，抗うつ薬が用いられる．

また，若い女性に多い境界性パーソナリティ障害は加齢とともに症状は落ち着いてくることが多いが，激しい行動化を示す時もある．そして，不安が強く抑うつ状態を呈することも多い．このような症例に対しては，抗うつ薬単独で治療するよりは，バルプロ酸ナトリウム（デパケン®，セレニカ®）や炭酸リチウム（リーマス®）などの気分安定薬と抗うつ薬を併用して用いる方が安定しやすい．不安に対してベンゾジアゼピン系抗不安薬や睡眠薬を安易に用いると，これらの薬剤に対して精神・身体依存が起こり，症状が改善しても減量が困難になることが多い．

このように精神疾患の多くはうつ状態を呈するため抗うつ薬を投与する機会が多いが，それぞれの疾患の鑑別をきちんと行ってから薬剤選択，投与量，投与期間を決めるべきである．もし，うつ病と他の精神疾患との鑑別が難しい場合は，専門医へ紹介すべきである．

2　双極性障害が示すうつ状態（双極性うつ病）

最近のうつ病は多様化しているが，最も重要なことは，単極性うつ病と双

極性障害（躁うつ病）のうつ状態とを鑑別することである．

双極性障害が示すうつ状態は

① 躁状態を呈するが，躁状態以外の残りの大部分の期間はうつ状態である．
② うつ病（単極性うつ病）より発症年齢が早い．
③ 男女比も単極性うつ病の人が女性2〜3対男性1に対して，男女比に差はない．
④ 精神病症状を併存する症例が多い．
⑤ 産褥期に発症したうつ病．
⑥ 過眠や過食があるなど症状が非定型的であることなどが鑑別点と考えられる．
⑦ ラピッドサイクラー（急速交代型）も双極性障害の典型であって，うつ状態が長時間持続することがある．

双極性うつ病には上記のような臨床症状の特徴があり，治療法にも大きな違いがある．

すなわち，双極性うつ病は薬物療法の主体が抗うつ薬ではなく，保険適応はないがバルプロ酸ナトリウム（デパケン®，セレニカ®）や炭酸リチウム（リーマス®），ラモトリギン（ラミクタール®）などの気分安定薬や新規抗精神病薬（第二世代）であるオランザピン（ジプレキサ®：双極性障害の躁状態には保険適応がある），クエチアピン（セロクエル®），リスペリドン（リスパダール®）などが用いられる．

なお双極性障害の維持療法に対しては，ラモトリギン（ラミクタール®）のみ保険適応があり，躁状態やうつ状態が頻発し，過去に躁状態の既往はあるが，うつ状態が長期間持続した人にはラモトリギンを追加して気分が安定する人を経験することがある．日本うつ病学会（2011年）治療ガイドラインを参照して頂きたい．

3 抗うつ薬使用の原則

抗うつ薬を投与する場合の原則について以下に述べる．

1 診断を正確にする

繰り返すことになるが，うつ病であることがしっかりと診断されていることが抗うつ薬投与の前提となる．そして，それぞれの薬剤の効果発現時期（速いもので 4 日，時間がかかる薬剤では 10 日間以上は要する）を十分患者・家族に説明した上で投与すべきである．

2 不眠や焦燥感への対応

抗うつ薬投与の初期の不眠や焦燥に対する対応についても患者・家族に十分説明する必要がある．不眠や焦燥の訴えには，ロラゼパム（ワイパックス®）などのベンゾジアゼピン系抗不安薬を補助薬として頓用するように勧める．いずれの抗不安薬を用いても効果に差はなく，ロラゼパム（0.5～1mg）3 錠 分3 頓用の他，アルプラゾラム（0.4mg）3～6 錠（ソラナックス®），エチゾラム（0.5～1mg）3 錠（デパス®），クロキサゾラム（セパゾン®）1～2mg 3 錠 頓用などが用いられる．しかし，それぞれの抗不安薬は鎮静作用，催眠作用，筋弛緩作用にわずかな差違があるため，各薬剤の持続時間（半減期）などを考慮して投与するが，抗不安薬による眠気やふらつきなど副作用を起こす可能性について，投与前に説明をしておくとともに，特に高齢者には注意が必要である．なおロラゼパムが推奨されている理由は，本剤のみが他のベンゾジアゼピン系薬剤と異なり，肝臓代謝がされるものの，グルクロン酸抱合による一回代謝であるので肝臓に負担が少ないためと解釈されている．

3 抗うつ薬の投与法

抗うつ薬は最少用量から漸増し，効果を見ながら，十分量（用法用量の上限）まで投与するのが原則である．しかし，最近のSSRIやSNRIなどの新規抗うつ薬による治療では，投与初期に精神症状と区別が困難な賦活症状（不安，焦燥，パニック発作，不眠，易刺激性，敵意，衝動性，アカシジア，軽躁，躁）を起こす可能性があることが指摘されているので，投与後，3 日から 1 週間後には再診させるなどのきめ細かな診察が必要である．

なお SSRI の中でもセロトニン機能を増強する作用が強いパロキセチン（パキシル®）は，賦活症状が起こりやすいとされているが，臨床的には賦

1. うつ状態・うつ病における抗うつ薬の位置づけ

活症状よりも急激に中止して発現する離脱症状（不安，焦燥，易怒性，衝動性など賦活症状と同様な症状）の方が発症しやすいという印象を持っており，わが国特有の最少用量（5mg）をある程度の期間用いた後，休薬日を設けるなどして漸減し，中止する必要がある．

また，それぞれの薬剤によって，投与量と血中濃度の上がり方に違いがあるので，それぞれの薬剤の特徴を知っておくべきであり，各薬剤の特徴について各論を参照してほしい．

重篤なうつ病に対しては，SSRIやSNRIなどの新規抗うつ薬では効果が不十分な症例もある．そのような場合には，抗コリン作用は強いが三環系や四環系抗うつ薬を投与することもある．特にクロミプラミン（アナフラニール®）の点滴静注を1週間程度，1日2～3時間の時間をかけて緩徐に施行する方法で抑制が強いうつ病に効果があることもある．なお，点滴ができる抗うつ薬はクロミプラミンのみである．この時も高齢者では臨床症状の変化や副作用の発現をみながら1/2A（25mg）から始めて，1～3Aまで増量していく．

4 抗うつ薬の投与期間

抗うつ薬の投与期間についての最近の考え方は，SSRIの一つであるfluoxetineの臨床研究結果などを根拠に，うつ病が完全寛解した後も投与量は下げないで，寛解後半年から9カ月間は維持療法を行って，再発・再燃を抑制すべきだとされている．したがって，うつ病の治療には，初診から回復までには1年間程を要することになる．

Key words

賦活症状

FDA（米国食品医薬品局）は，2004年にSSRIなどの新規抗うつ薬の投与初期に発症する不安，焦燥，パニック発作，不眠，易刺激性，敵意，衝動性，アカシジア（重篤な焦燥感），軽躁，躁の10症状を賦活症状としたが，FDAは，これらの症状がうつ病の悪化あるいは自殺衝動の出現の前駆症状とは結論づけていない．そこで，現時点でも賦活症候群（activation syndrome）の概念，定義はまだ確立されていないので本書では賦活症状に留めた．

また，賦活症状と関連していると考えられるが，24歳以下の若年発症のうつ病に対しては，三環系からSSRIを含めたすべての抗うつ薬も注意深く用いるように注意喚起がなされている．

多くの抗うつ薬は，効果発現までに最短で4日，多くは2週間程かかるので，その間の精神療法は重要である．

うつ病を理解するための知識はもとより，発症の契機になった誘因や対人関係上のトラブルに対して共感的，受容的に傾聴し，理解を深め，周囲の人の対応や態度を教育し，さらにうつ病の経過に沿った薬物選択を行う．また，薬物療法に関しては，薬物のアドヒアランス（積極的な服薬遵守）を上げるための面接を繰り返すことが必要である．

ところで抗うつ薬のアドヒアランスは，自分がうつ病であるという病感がある程度あり，統合失調症の患者よりも服薬アドヒアランスはよいと考えられるが，実際には投与後1カ月以内に服薬を中断する人が50％以上おり，回復後，直ぐに服薬中断をする人もいるとの報告があるため，朝食後1回投与，あるいは就寝前に1回投与，朝夕の2回に分けるなど患者が服薬することを忘れない工夫が必要である．その意味では，うつ病の経過を繰り返し十分説明しておく必要がある．また，薬物を中断する人の中には薬物の副作用に耐えられない人もおり，投与前に抗うつ薬の副作用について説明しておくが，この時，不安をあおるような説明では逆効果となるので注意を要する．

Key words

コンプライアンスとアドヒアランス

薬の服用がどの程度なされているかを考慮する概念で，受動的な態度で服薬遵守している場合は服薬コンプライアンスがよいという．しかし，最近では疾病に対する理解を十分に深めて積極的，能動的に服薬する態度を教育することで服薬遵守を高めることをアドヒアランスがよいという．したがって，精神科領域での服薬指導としては，疾病教育を十分に行ってアドヒアランスを高める治療を行い，再発，再燃が起こらぬようにすることが目標になっている．しかし，精神疾患に罹患した人の多くは病識がないため，服薬遵守率を高めることは大きな課題になっている．

4 うつ病に対する薬物治療アルゴリズムの課題

　日本うつ病学会や精神科薬物療法研究会は，日本人のうつ病に対する薬物療法アルゴリズムを公表しているが，これらがうつ病治療全体のアルゴリズムと誤解されているところがある．最近，うつ病と診断される人が増加していることは既に述べたが，従来の典型的なメランコリー親和型性格や執着性格などの病前性格を有する人がさまざまな喪失体験（職場のストレス，失職，退職，配偶者の死，離婚など）を契機に発症するいわゆる内因性うつ病が増加しているとは思えない．軽症の内因性うつ病も含まれてはいるが，増加したうつ病の多くは，適応障害によるうつ状態であって，抗うつ薬を投与することにはより慎重であるべきである．もちろん，うつ状態に対して抗うつ薬である SSRI や SNRI を投与することに問題はないが，薬物療法に過度の期待を持つと効果が見られないことも多い．特に他覚的評価尺度であるハミルトンうつ病評価尺度（Hamilton rating scale for depression）で 25 点未満の軽症うつ病の場合は，25 点以上のうつ病よりも明らかに抗うつ薬の効果がないことが示されている．

　すなわち，うつ状態が軽症であればあるほど抗うつ薬の効果は落ちるため，相対的に精神療法の果たす役割が大きいと言える．

　したがって，重症度や経過を見極めた上で薬物療法を開始すべきである．最近は，医療経済の観点から，欧米では抗うつ薬投与以前にうつ病患者の認知の歪みを改善するための認知行動療法を行うことを推奨している治療アルゴリズムもあるが，わが国では，軽症から中等度のうつ病に対しては精神療法と薬物療法とを同一レベルに位置づけている．したがって，軽症であれば，まず受容的にうつ状態の誘因となったイベントに対する理解を共感的な態度で深めることが重要である．

　そして，以下のような項目について質問をして治療を始める．
① 睡眠障害や早朝覚醒などの睡眠障害の有無を質問する．
② 食欲低下の有無など身体的な訴えを質問する．
③ 抑うつ気分の日内変動の有無を尋ねる．

④ 意欲や興味の低下などを尋ねる．
⑤ SSRI か SNRI などの抗うつ薬を投与する．

　以上，まず身体的な訴えに関する質問をして，精神的な問題について尋ねるのが一般的な診療手順と思われる．精神症状を評価するために他覚的な評価尺度として，ハミルトンうつ病評価尺度を用いたり，自覚的な評価尺度として，BDI（Beck Depression Inventory），CES-D（Center for Epidemiologic Studies Depression scale），さらに SASS（Social Adaptation Self-evaluation Scale）などを用いることも一つの方法である．特に他覚的評価と自覚的評価の乖離があれば，職場復帰などの決定に有効である．しかし，自己評価は，作為的に低く書く場合や逆に良いように書く人もいるので注意を要する．その意味ではこのような心理検査や評価尺度はあくまでも補助手段である．行動や訴えを適切に判断する能力を持つことが重要である．

　つまり，昨今の増加したうつ病の治療アルゴリズムの課題としては，精神療法が軽視されていることだと思われる．薬物療法だけでうつ病を治療しようとすること自体に無理がある．しかし，薬物選択に関してもどの薬剤をどの程度の期間で増量し，維持するかについてあまり議論もされず，効果が不十分な場合は，抗うつ薬の多剤大量療法がなされているのが実情である．

5　一般的なうつ病の経過

　うつ病の回復過程を理解しておくことは，薬物療法の観点からも重要である．笠原[2]は図3に示したように，うつ病は，不安，焦燥感が強い時期から抑うつ気分が強い時期を経て億劫感が出てきて回復してくるのが一般的な経過と述べている．したがって，目の前の患者がうつ状態のどの段階かを見極めることも臨床的には大切である．

　すなわち，うつ病を大きく焦燥感や不安が強いうつ病と抑制が強いうつ病に分けて，薬剤選択をすることも一つの方法である．われわれの研究結果では，不安，焦燥感が強いうつ病には，フルボキサミン（デプロメール®，ルボックス®）やパロキセチン（パキシル®）が効果的であり，抑制や制止が強いうつ病にはミルナシプラン（トレドミン®）やスルピリド（ドグマチー

1. うつ状態・うつ病における抗うつ薬の位置づけ

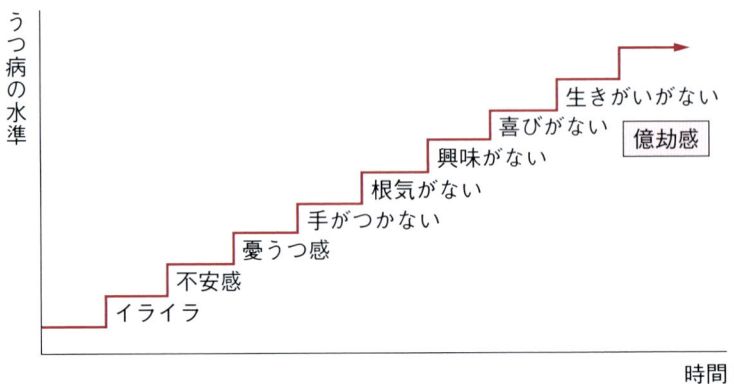

図3 うつ病治療の原則

うつ病の治癒過程と重要な症状．焦燥感や不安が強い時期を経て，抑うつを中心とした状態，さらに抑制や億劫感が強い時期からおよそ3カ月間程で治癒していく．
（笠原 嘉：精神科治療学．2002；17（増刊）：79-84．『一応の経過』予想図を改変）

ル®），SSRI に分類されているセルトラリン（ジェイゾロフト®）が有効であるとの報告をしている．製薬企業は SSRI や SNRI などと抗うつ薬を分類しているが，それぞれの薬剤の構造式はまったく異なっている．そして，それぞれの薬剤には長所，短所を含めた特徴があるので，各薬剤の作用機序や神経伝達物質への影響について各論で勉強してほしい．

6 薬物療法を補完する基本的な精神療法

うつ病に対する精神療法には，認知行動療法や対人関係療法などが推奨されているが，薬物療法とともに行う基本的な支持的精神療法としては，笠原の七原則[2]が有名である．

① うつ病は病気であってけっして「怠け」ではないことを十分伝える．
② 十分に休養するために，勤労者であれば職場を離れることを勧める．
しかし，自宅療養がよいかどうかは，それぞれ人の状況によって決めるべきであり，軽症であっても入院した方が近隣の人の目を気にしないでよい場合もあるので，個々の症例によって休養ができる環境を選択すべ

きである．
③ 病気であるから薬はきちんと服用するように指導する．
④ うつ病は脳に変化が起こっており，治るまでに最低でも3カ月はかかることを伝える（最近では，うつ状態では海馬が萎縮しており，血中脳由来神経栄養因子（brain-derived neurotrophic factor: BDNF）が減少しているが，症状が回復してくると神経再生が起こり，海馬は元に戻り，BDNFは正常に復することが報告されている）．
⑤ 病状は良くなったり，悪くなったりして，少しずつ治っていくものである．つまり症状は変動するので，症状の変化に一喜一憂しないように指導する．
⑥ 治療中に自殺しないことを誓約させる．自殺について言語化することで必ずしも自殺防止ができるとは言えないが，治療者と患者との治療同盟ができて患者は治療者に連絡する手段を得るなどして信頼感を築くことになると考えられる．
⑦ 治療が終結するまで人生上の一大決断をしないように指導する．うつ病の患者は，抑うつ気分が強く罪業感や，貧困妄想を有する人もいるため，病気の原因となった会社での人間関係の煩わしさから会社を辞めたり，病気によって配偶者との関係が悪くなったと考えて，離婚する人もいるが，回復した後で経済的な不安が増強したり，孤独になってうつ病が再発したり，遷延することもある．したがって，病期には何事も決めないで決定は先延ばしするように指導する．

Key words

脳由来神経栄養因子（brain-derived neurotrophic factor: BDNF）

脳における最も豊富な栄養因子で神経細胞の生存，成長，シナプスの機能亢進など神経細胞の成長を調節しており，神経回路網の形成，発達や生存，シナプスの可塑性，学習や記憶などと関連して，うつ病などの精神疾患の病態に関与しているとされる物質．

●文献

1) World Health Organization. Preventing suicide: A resource for general physicians. WHO/MNH/MBD/00.1. World Health Organization. Geneva, 2000.
2) 笠原 嘉. 薬物療法を補完する小精神療法と社会復帰療法. 精神科治療学. 2002; 17（増刊）: 79-84.

〈中村　純〉

抗うつ薬の種類・効果的な薬物療法

　うつ病の基本症状は「抑うつ気分」と「興味や喜びの喪失」である．しかし，臨床場面でうつ病の患者を診察していると，実に多彩な症状を呈することを実感する．一般的にうつ病患者は精神症状よりも身体症状に対してより敏感である．約90％近い患者が精神科や心療内科ではなく，内科，婦人科，脳外科などの身体科を最初に受診する．我が国ではファーストラインの抗うつ薬として，選択的セロトニン再取り込み阻害薬〔SSRI：フルボキサミン（デプロメール®，ルボックス®），パロキセチン（パキシル®），セルトラリン（ジェイゾロフト®）〕，セロトニン・ノルアドレナリン再取り込み阻害薬〔SNRI：ミルナシプラン（トレドミン®），デュロキセチン（サインバルタ®）〕，ノルアドレナリンおよび特異的セロトニン系抗うつ薬〔NaSSA：ミルタザピン（リフレックス®，レメロン®）〕が使用されている．これらの抗うつ薬は三環系抗うつ薬や四環系抗うつ薬など従来の抗うつ薬で問題となっていた有害事象が少ない．すなわち，口渇，便秘，霧視，不整脈，血圧低下などの有害事象の発現が少ない．したがって，高齢者や身体合併症を有する患者に対しても比較的安全に使用できる．本稿では，うつ病の症状の多彩さとそれらの症状に応じた効果的な薬物療法について論じる．

1 うつ病の多様性

　うつ病は異種性の高い疾患である．意欲・活動性低下，集中困難，思考の制止が目立つタイプ，不安感・焦燥感が目立つ激越うつ病，心気症状や痛みが強いタイプ，幻覚妄想状態など精神病性の特徴を有するものなど実に多彩である．Delgadoらの一連のモノアミン欠乏実験の結果は，うつ病でセロトニン，ノルアドレナリン，ドパミン神経系が障害される程度により，うつ病

表1 症状に応じた抗うつ薬の選択

意欲低下，思考力低下，集中困難	ミルナシプラン（トレドミン®），デュロキセチン（サインバルタ®）
不安・焦燥感	フルボキサミン（デプロメール®，ルボックス®）パロキセチン（パキシル®）
食欲低下，不眠	ミルタザピン（リフレックス®，レメロン®）ミアンセリン（テトラミド®），トラゾドン（レスリン®）
精神病性うつ病	炭酸リチウム（リーマス®）（併用），アモキサピン（アモキサン®），フルボキサミン（デプロメール®，ルボックス®），非定型抗精神病薬（少量の併用）
脳卒中後うつ病	SSRI, SNRI

患者が呈する臨床症状が異なることを示唆している．換言すれば，セロトニン神経系が強く障害されているうつ病のタイプでは，セロトニンに強く作動する抗うつ薬，ノルアドレナリンが強く障害されているうつ病ではノルアドレナリンに働く作動薬，両者が障害されているうつ病ではセロトニン・ノルアドレナリン神経系双方に作用する抗うつ薬を選択することが合理的かもしれない．しかし，実際には脳内の神経系には複雑なコネクションやインターアクションがあり，上述のように単純に考えてよいものか否かについては議論の余地がある．我々はうつ病臨床症状とカテコールアミン代謝産物の血中濃度動態を組み合わせることにより，効果的な薬物選択方法に関する提案をしているが，本稿ではそれを中心に論じる．

2 抗うつ薬の有害事象からの薬剤選択

臨床症状から抗うつ薬を選択することには明確な証拠がなく，むしろ有害事象に基づいた抗うつ薬の選択を行うべきだとする主張がある．例えば，高齢者や不整脈，低血圧，閉塞隅角緑内障，イレウスなどの合併症がある患者では，三環系抗うつ薬や四環系抗うつ薬は避けSSRIやSNRIを使用することが好ましい．嘔気・嘔吐，食欲不振などが目立つ症例では，ミルタザピン

(リフレックス®, レメロン®), ミアンセリン (テトラミド®), トラゾドン (レスリン®, デジレル®) などの使用が好ましい. このような症例に対して SSRI や SNRI を使用する場合には少量から漸増すべきである. 一方で, 糖尿病の既往や眠気が強い症例では, 抗ヒスタミン作用のあるミルタザピン (リフレックス®, レメロン®), ミアンセリン (テトラミド®), トラゾドン (レスリン®, デジレル®) を使用すると食欲亢進や過鎮静などの副作用が生じるために使用しにくい.

3 意欲・活動性低下や思考力低下が前景であるうつ病

このタイプのうつ病はノルアドレナリンの主要代謝産物である 3-methoxy-4-hydroxyphenylglycol (MHPG) の血中濃度が低値である. したがって, ノルアドレナリン神経に作用するミルナシプラン (トレドミン®), デュロキセチン (サインバルタ®) などの SNRI を用いると奏効する場合が多い. 我々は精神運動制止が強い大うつ病性障害に対して, ミルナシプラン (トレドミン®) やデュロキセチン (サインバルタ®) が血中 MHPG 濃度を増加させること, さらに, この MHPG の増加率とハミルトンうつ病評価尺度 17 項目 (HAMD17) 得点の改善率との間には相関が認められることを報告した. さらに, 認知機能のワーキングメモリーと血中 MHPGF 濃度も有意な正の相関を示した. これらの結果は SNRI によるノルアドレナリントランスポーター阻害による脳内 (特に前頭前野) のノルアドレナリン濃度の増加がうつ病の意欲・活動性低下, ワーキングメモリーなどの改善と関連することを示唆する. 特にうつ病では, 青斑核から前頭前野へのノルアドレナリン神経が認知機能の改善に重要な働きをすることが知ら

Key words

MHPG (3-methoxy-4-hydroxyphenylglycol)

ノルアドレナリンの主要代謝産物. 血中 MHPG の 30〜50%が脳由来であると考えられている. 脳脊髄液や血中濃度は中枢ノルアドレナリン神経や交感神経活動を反映する.

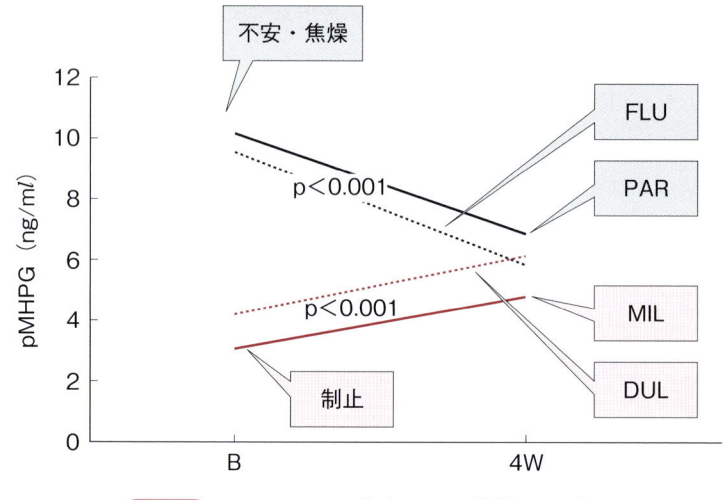

図4 SSRI / SNRI の血中 MHPG 動態への影響

FLU: フルボキサミン（デプロメール®，ルボックス®），PAR: パロキセチン（パキシル®），MIL: ミルナシプラン（トレドミン®），DUL: デュロキセチン（サインバルタ®）
（Shinaki et al, 2004; Atake et al, in preparation）

れている．

4 不安・焦燥感が前景であるうつ病

このタイプのうつ病は血中 MHPG 濃度が高値である．フルボキサミン，パロキセチンなどの SSRI はセロトニントランスポーターを強力に阻害する．その結果，増加したセロトニンが後シナプス上のセロトニン受容体

Key words

ワーキングメモリー
情報を一時的に保持しながら物事を実行するための構造や過程を指す構成概念である．作業記憶とも呼ばれる．前頭皮質，頭頂皮質，前帯状皮質，大脳基底核などがワーキングメモリーに関連する部位であると考えられている．

(5-HT$_{2A}$)に作用することで脳内のノルアドレナリンの分泌を抑制する．以上の薬理学的作用機序がSSRIの不安・焦燥改善効果の一部であると考えられる．SSRIのカテゴリーに入るが，セルトラリン（ジェイゾロフト®）はドパミントランスポーターに対しても臨床治療濃度で弱い阻害作用があるために，SSRIの中では精神運動制止症状への効果も期待できる薬物である．

5 食欲不振や不眠が前景であるうつ病

ミルタザピン（リフレックス®，レメロン®）には抗ヒスタミン（H$_1$）作用があるために食欲不振や不眠に対しての有効性が高い．ミルタザピンは従来のSSRIやSNRIとは異なり，セロトニントランスポーターやノルアドレナリントランスポーターへの阻害作用がない．ミルタザピン（リフレックス®，レメロン®）はノルアドレナリン神経の自己受容体（α$_2$受容体）を遮断することで，ノルアドレナリンの分泌を促進させる．分泌されたノルアドレナリンがセロトニン神経に存在するヘテロ受容体（α$_1$受容体）を刺激してセロトニン分泌が促進される．さらに，ミルタザピンによる抗うつ効果発現は比較的早期（1週間程度）で発現することが多い．不眠はうつ病での必

Key words

モノアミントランスポーター

モノアミン（ノルアドレナリン，セロトニン，ドパミン）を再取り込みする部位で前シナプスに存在する．膜貫通12回構造を有しており，Na$^+$，Cl$^-$依存性に基質が細胞内に取り込まれる．

自己受容体

例えばノルアドレナリン神経の前シナプス終末には自己受容体であるα$_2$受容体が存在し，ノルアドレナリンが結合することでノルアドレナリン分泌が抑制される．

ヘテロ受容体

ある神経（たとえばセロトニン神経）上にその神経以外の受容体（例えばα$_1$受容体）が存在すること．そしてその受容体が（他の）神経伝達物質の分泌を制御する．

発症状であるので，治療初期には 4 週間に限りベンゾジアゼピン系の薬物の併用が許容されている．4 週間を越えてベンゾジアゼピン系薬物が併用されている場合には，テトラミド®（10mg）1 錠あるいはレスリン®（25mg）1 錠の少量投与が有効である．

6 精神病性うつ病（妄想性うつ病）

　精神病性うつ病に対しての抗うつ薬単剤での有効性は 30〜40％と非精神病性うつ病と比べて有意に低い．また，精神病性うつ病では自殺の危険性が高いので早急かつ適切な対応が必要となる．抗うつ薬と炭酸リチウム（リーマス®）の併用あるいは D_2 受容体阻害作用を有する三環系抗うつ薬のアモキサピン（アモキサン®）が使用される．さらに近年フルボキサミン単剤投与が精神病性うつ病に奏効することが報告されている．その作用機序として，フルボキサミン（デプロメール®，ルボックス®）の $\sigma 1$ 受容体への刺激作用が想定されている．

　近年では，抗うつ薬に非定型抗精神病薬を併用する方法が広く試みられている．オープンスタディーだが，我々は精神病性うつ病に対して，先行投与されている抗うつ薬や気分安定薬にリスペリドン（リスパダール®）（平均 1.5mg）を追加投与したところ，4 週間後の反応率が 50％であったことを報告した．さらに，我々のこの報告では，精神病性うつ病群では非精神病性うつ病群と比較して有意に血中 HVA 濃度が高値であり，リスペリドン（リスパダール®）追加投与による臨床症状の改善とドパミンの代謝産物である血中 HVA 濃度の変化が有意な相関を示した．以上のことから，精神病性うつ病の病態にはドパミン神経系の過活動が想定される．また，リスペリドン（リスパダール®）追加投与による錐体外路症状や高プロラクチン血症など

Key words
HVA（homovanillic acid，ホモバニリン酸）
　　ドパミンの主要代謝産物．血中 HVA の 10〜30％が脳由来であると考えられている．脳脊髄液や血中濃度は中枢ドパミン神経活動を反映する．

の有害事象の発現もなかった．

7 血管性うつ病（vascular depression, post-stroke depression）

　MRI 撮像により，何ら神経学的に異常な徴候や症状が認められなくても，小梗塞巣が見つかる無症候性脳梗塞が知られるようになった．うつ病患者の中で微小無症候性梗塞を認める一群の存在が明らかになり，Krishnan や Alexopoulos により血管性うつ病（VD）として認知されるようになった．また，脳梗塞後うつ病（PSD）の発症頻度は，日本では 25％，欧米では 34％と報告されている．VD, PSD と内因性うつ病との間には症状的に明らかな相違はない．その一方で，VD や PSD では抑うつ気分が目立たない，意欲低下，精神運動活動の低下，不安・焦燥感，感情失禁，自責感が少ないなどの特徴を持つとの報告もある．

　治療は内因性うつ病と同様に薬物療法，精神療法である．薬物療法は抗コリン作用の強い薬物は認知機能を低下させるので避けるべきであり，SSRI や SNRI がファーストラインとなる．しかし，SSRI や SNRI の VD や PSD への効果は非血管性うつ病に比べて一般的に低く，再発予防効果に関しても十分には証明されていない．意欲低下や精神運動静止が強い場合には，SNRI を少量から開始する．不安・焦燥感が非常に強い激越性うつ病に対しては，三環系抗うつ薬のクロミプラミン（アナフラニール®）の点滴静注（せん妄を惹起する可能性があるので 3 時間程度かけてゆっくりと投与すること）や電気けいれん療法の施行も考慮されるべきである．精神療法は通常の一般的な支持的精神療法や認知行動療法が有効である．特に VD や PSD では抑うつ症状が改善してきたら，リハビリテーションの併用が重要である．

むすび

　うつ病の症状は非常に多彩である．SSRI, SNRI, NaSSA もそれらの薬理学的プロファイルは異なる．それぞれの抗うつ薬には得意とする症状（標的症状）や有害事象発現の相違が存在する．もちろん，薬物の効果には個人

の体質的（受容体や薬物代謝酵素などの遺伝的）相違が関与しており，上記に述べた症状による抗うつ薬の使い分けがすべての症例に当てはまるわけではない．さらに，抗うつ薬を選択する際には，他の薬剤との薬物相互作用にも十分に注意する．いずれにせよ臨床家は個々の抗うつ薬の薬理プロファイルやその有害事象を十分に理解した上で薬物選択を行うべきであることは言うまでもない．

●文献
1) 吉村玲児, 中野和歌子. 軽症うつ病に対する薬物療法. In：中村　純, 編. 職場復帰のノウハウとスキル. 東京：中山書店；2010. p.69-78.
2) 吉村玲児, 中村　純. うつ病. In：泉　孝英編. ガイドライン外来治療11版. 東京：日経メディカル開発；2011. p.382-8.
3) 吉村玲児, 中野和歌子. 抗うつ薬選択の差別化-SSRI, SNRI, NaSSAをいかに使い分けるか. In：樋口輝彦, 編. 別冊・医学のあゆみ. 最新うつ病のすべて. 東京：医歯薬出版；2010. p.65-9.
4) 小林祥泰. Vascular depressionの疫学. Depression Frontier. 2003; 1: 15-21.
5) 吉村玲児, 杉田篤子, 堀　輝, 他. うつ病の難治化に関与するマーカーの検討と難治性うつ病に対する少量の非定型抗精神病薬追加療法の有効性. 精神科. 2010; 17: 76-8.

〈吉村玲児〉

3 三環系抗うつ薬

　ストレス社会に基づき，うつ病・抑うつ状態の患者は年々増加傾向にあり，本邦で厚生労働省が3年毎に行っている患者調査によると，1996年に43.3万人であった気分障害の総患者数が，2008年には104.1万人にまで増大していた．世界保健機関により，2020年にはうつ病が健康被害の原因の第2位になると推測されており，うつ病治療への関心が高まっている．1951年にモノアミンオキシダーゼ阻害薬（MAO-I）のイプロニアジドが，1957年に三環系抗うつ薬（TCA）のイミプラミンが導入されてから，うつ病の治療は劇的に変化した．MAO-Iは重篤な副作用から，本邦ではうつ病治療から姿を消すこととなったが，TCAはイミプラミンに続き数々の薬剤が開発され，うつ病に対する薬物治療の中心的存在となった．そして，TCAを用いたうつ病臨床研究が幅広く行われ，抑うつ症状の寛解には十分な用量で十分な期間の治療が必要なことや，症状改善後も継続治療が必要なことなど，うつ病臨床の知見が集積されることとなった[1]．

　同時に，抗コリン作用による口渇，便秘，尿閉，認知機能障害，緑内障の増悪，抗ヒスタミン作用による鎮静，α_1阻害作用による起立性低血圧，キニジン様作用による不整脈などの有害事象が問題視されるようになった．

　抗うつ薬は，維持治療を含めると長期間にわたり服用しなければならないため，服薬遵守率を維持するために忍容性の向上が余儀なくされた．そうして，副作用が改良されたアモキサピンをはじめとする第2世代TCAから，四環系抗うつ薬，トラゾドン，選択的セロトニン再取り込み阻害薬（SSRI），セロトニン・ノルアドレナリン再取り込み阻害薬（SNRI），ノルアドレナリン作動性・特異的セロトニン作動性抗うつ薬（NaSSA）と，次々に抗うつ薬が開発され，2011年8月のエスシタロプラム上市により，本邦では現在20種類の抗うつ薬が使用可能となっている．

　近年では，多くのガイドラインやアルゴリズムの推奨により，うつ病治療

の第一選択薬として，SSRI や SNRI，NaSSA などが多く使用されるようになった．しかしながら，依然として TCA の処方も減ってはおらず，治療の一翼を担っている．本稿では TCA について概説する．

1 三環系抗うつ薬の必要性

　TCA の問題点は，前述したような有害事象により忍容性が高いとは言えず，それ自体が患者の QOL を低下させるだけでなく，服薬遵守率の低下を招き，十分な量を十分な期間投与し難いというところにある．また，双極性障害のうつ病相に使用した場合に SSRI と比較して躁転しやすいといわれており，的確な診断能力を必要とする．SSRI が発売されて以降に精神科医療に携わるようになった精神科医にとっては，それらが敷居を高くする原因となっていると思われる．しかしながら，うつ病臨床の中で，TCA は役割を終えたわけではない．SSRI は忍容性の高さから，うつ病のみならず，心身症，パニック障害，神経性大食症，社交不安障害などの神経症圏まで幅広く使用されるようになったが，入院加療を要するほどの重症うつ病に対しては，TCA の方が効果的である可能性が高いことが報告されている[2]．特に昏迷を呈するようなうつ病において，非経口的に投与可能であるのはクロミプラミンの注射用製剤のみである．また，SSRI の効果を補うように SNRI，NaSSA が開発されたが，全例に効果があるわけではないことから，次の選択肢として TCA の使用を検討せざるを得ない場合がある．田島は，SSRI のうつ病に対する作用は，感情麻酔薬的な効果による情報処理における陰性バイアスの是正によるものとし，TCA における感情賦活効果とは一線を画すとしており，TCA の必要性を示唆している[3]．また，十分量使用すると副作用が生じる TCA に関して，治療抵抗性うつ病における併用療法としての応用に TCA の活躍が期待できるという見解もある[4]．より効果的な薬物療法を行うためには，各薬剤の特徴を把握する必要がある．

2 各三環系抗うつ薬の特徴

TCAの共通の特徴としては，これまで述べてきたように，抗コリン作用，抗ヒスタミン作用，α_1受容体拮抗作用，キニジン様作用などに伴う有害事象があげられる他，脂溶性が高いため，吸収率がほぼ100％と高く，血漿濃度は1〜2時間ほどでピークに達し，主にCYP2D6で代謝され，代謝される前の三級アミンではセロトニン再取り込み阻害作用を有し，その活性代謝物の二級アミンがノルアドレナリン再取り込み阻害作用を有することがあげられる．また，禁忌事項では，緑内障のある患者，MAO-Iであるセレギリンとの併用や，うつ病と相互に関連するといわれる心筋梗塞の回復初期の患者への使用が共通する．一方で，各薬剤においてセロトニン再取り込み阻害作用とノルアドレナリン再取り込み阻害作用のバランスの違いや，その他の薬理プロファイルの違いから，表2に示すような使い分けも可能であると考えられているため，各薬剤について，その特徴を示す．

表2 症状学的観点からみたTCAの選択（文献5を引用改変）

	臨床像	適切な薬剤のタイプ	抗うつ薬
I群	抑うつ気分，悲哀感，絶望，落胆	気分を高揚させる抗うつ薬	イミプラミン クロミプラミン アモキサピン
II群	不安，焦燥，取り越し苦労，内的不穏	鎮静，不安軽減作用のある抗うつ薬	アミトリプチリン トリミプラミン
III群	意欲の欠如，抑制，無感動	意欲高揚作用のある抗うつ薬	ノルトリプチリン アモキサピン
IV群	身体的な訴えと自律神経系の障害が主で抑うつ症状は目立たない	なるべく広い作用プロファイルを持つ抗うつ薬	ロフェプラミン

3. 三環系抗うつ薬

1 イミプラミン

　Roland Kuhn により抗精神病作用の効果を追跡中に，抗うつ薬としての可能性を見出され開発された最初の TCA である．本邦では 1959 年に臨床導入された．後に，セロトニン，ノルアドレナリンの再取り込み阻害作用が見出され，うつ病の病態理解につながった．セロトニン再取り込み阻害に比較して，ややノルアドレナリン再取り込み阻害作用が強い．血中半減期は 9～20 時間で，CYP2D6，CYP1A2，CYP3A4，CYP2C19 により代謝され，主な代謝産物は desmethyl 体のデシプラミンであり，ノルアドレナリン再取り込み阻害作用を有する．デシプラミンは 1964 年に本邦で抗うつ薬として導入されたが，処方頻度が伸びずに 1996 年に販売中止となっている．イミプラミンは，うつ病だけでなく遺尿症にも適応があり，その奏効機序として抗コリン作用による膀胱容量の増加や睡眠構築を変化させることなどが考えられている．うつ病治療には 1 日 25～75mg を初期用量とし，1 日 200mg まで漸増し，分割経口投与する．効果不十分な場合 300mg まで増量可能である．遺尿症に対しては，1 日量 25～50mg を 1～2 回経口投与する．

2 アミトリプチリン

　1961 年に本邦で上市され，抗ヒスタミン H_1 受容体作用，抗ムスカリン受容体作用が強く，催眠・鎮静作用があり，抗うつ作用だけでなく精神安定作用も期待できる薬剤である．セロトニン再取り込み阻害とノルアドレナリン再取り込み阻害はほぼ同等である．血中半減期は 31±13 時間で，主に CYP2D6 で代謝されるが，CYP1A2，CYP3A4，CYP2C19 も関与している．主な代謝産物は desmethyl 体のノルトリプチリンであり，現在も抗うつ薬として使用されている．アミトリプチリンはうつ病以外にも疼痛治療に使用されることが多い．うつ病には 30～75mg を初期用量として，1 日 150mg まで漸増し分割投与する．効果不十分な場合は 300mg までの増量が可能である．疼痛に対しては，一般的にうつ病の場合より少量で効果があり，その効果発現も第 1 週から認められる．他にも夜尿症に適応があり，1 日 10～30mg を就寝前に経口投与する．

3 トリミプラミン

　1965 年に上市され，抗ヒスタミン作用が強く，鎮静作用によって不安・焦燥，睡眠障害に対して効果的とされている．1 日 50〜100mg を初期用量とし，200mg まで漸増し，分割経口投与する．効果不十分な場合は 300mg まで増量可能である．処方頻度が低く，エビデンスが乏しい．

4 ノルトリプチリン

　1971 年に上市された，アミトリプチリンの脱メチル化物であり，抗コリン作用や心毒性が比較的少ない．セロトニン，ノルアドレナリン，ドパミンのいずれの再取り込みも阻害するが，特にノルアドレナリンに対して強い阻害作用を有する．血中半減期は 26.7±8.5 時間で，主に CYP2D6 によって代謝される．効果発現が早く，抑制の強いうつ病患者に奏効するとされている．1 日 30〜75mg を初期用量として，必要に応じて 150mg まで増量し，分割経口投与する．

5 クロミプラミン

　1973 年に上市され，強力なセロトニン再取り込み阻害作用を有する．抗うつ薬では唯一注射製剤があり，入院を要する昏迷や希死念慮を有する患者の治療に有用である．血中半減期は約 21 時間であり，主に CYP2D6 で代謝されるが，CYP1A2，CYP3A4，CYP2C19 も関与している．代謝産物であるデスメチルクロミプラミンはノルアドレナリン再取り込み阻害作用が強いことから dual action を有する強力な抗うつ薬として，現在でも使用頻度が高い．うつ病には 1 日 50〜100mg を 1〜3 回に分割経口投与するが，効果不十分な場合は 225mg まで増量可能である．経口剤は遺尿症にも保険適応があり，1 日 25〜50mg を 1〜2 回分割投与する．注射製剤ではうつ病に対して，生理食塩水または 5％ブドウ糖液 250〜500ml に 1 アンプル（25mg）を加え，2〜3 時間かけて 1 日 1 回点滴静注する．その後，漸増し最大 3 アンプル（75mg）まで使用可能である．また，保険適応はないものの，古くから強迫性障害に対する有効性が知られており，臨床応用されている．SSRI 開発のきっかけとなった薬剤である．

6 アモキサピン

　米国で抗精神病薬として開発された loxapine の desmethyl 体であるアモキサピンには強力なノルアドレナリン阻害作用の他，強力な 5-HT$_{2A}$ 受容体拮抗作用，5-HT$_3$ 受容体拮抗作用，D$_2$ 受容体拮抗作用を認め，異彩を放った抗うつ薬として 1973 年に上市された．イミプラミンとの二重盲検比較試験において，1 週目と 2 週目でイミプラミンに有意差をつけ，速効性も認められた．また，抗ドパミン作用を有することから，精神病性うつ病に使用されることも多い．血中半減期は 8 時間であり，CYP2D6 で代謝される．1 日 25〜75mg を分割投与する．効果不十分な場合は 150mg まで増量し，特に症状が重篤なものは 300mg まで増量可能である．抗ドパミン作用に伴い，高用量では比較的錐体外路症状が出現しやすい．

7 ロフェプラミン

　1981 年に上市され，セロトニンとノルアドレナリンの両方の再取り込み阻害作用を有し，中枢性抗コリン作用がなく，鎮静，睡眠増強作用，筋弛緩作用が弱い．血中半減期は 2.7 時間と短い．代謝産物はノルアドレナリン再取り込み阻害作用の強いデシプラミンである．20〜75mg を初期用量とし，150mg まで漸増し分割経口投与する．

8 ドスレピン

　アミトリプチリンによく似たプロファイルの抗うつ作用を見出され，1985 年に上市された．血中半減期は 11.1 時間であり，主に CYP2D6 で代謝される．75〜150mg を分割経口投与される．比較的抗コリン性副作用が少ないことが特徴である．

むすび

　冒頭に述べたように，現在，うつ病・抑うつ状態の患者は増加の一途を辿っている．それに対して精神医学は，様々な抗うつ薬を開発し臨床応用してきた．しかしながら，抗うつ薬の有用性には限界があり，現在でも第一選択された抗うつ薬での治療は，50〜70％の患者が反応するに留まる．そして，第二選択された抗うつ薬の治療において，いずれの薬剤を使用しても部

分反応を含めた有効率は40〜60％の患者に限られるのが現状である．近年では，うつ病治療のゴールとして，反応レベルではなく寛解，回復という高い水準が要求されている中，寛解に達しない患者が約1/4〜1/3にも上る．その現状を打破していくためには，より有用性の高い薬剤選択を行わなければならない．

　薬剤の有用性を考える上で重要な要素として，効果と忍容性があげられ，SSRI，SNRI，NaSSA，TCAでは図5に示すような位置づけが考えられる．無論，治療の第一選択としては忍容性の高い薬剤を考えなければならないが，入院を要するような重症患者や，治療抵抗性の患者に関しては，TCAなどの使用も検討する必要がある．その際に服薬遵守率を維持していくためには，何故その薬剤が必要であるか明確に説明し，患者が納得して内服できるように心理教育する必要がある．本稿がその一助となれば幸いである．

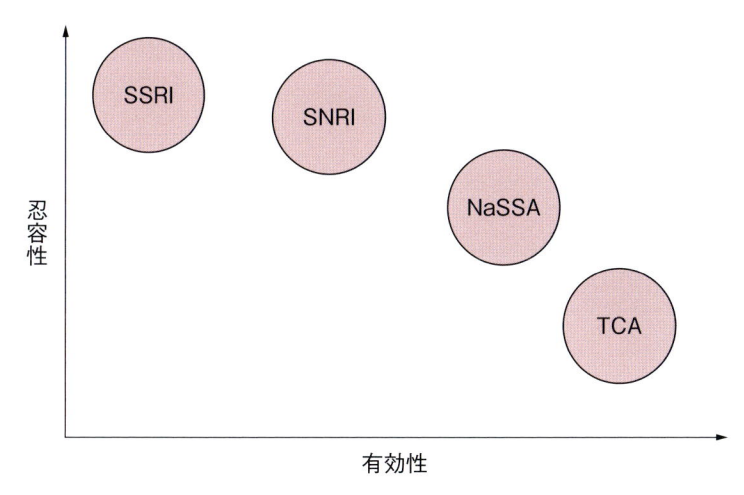

図5　抗うつ薬の忍容性と有効性（著者作図）

●文献

1) Nelson JC. Tricyclic and tetracyclic drugs. In: Schatzberg AF, et al, editors. The American Psychiatric Publishing Textbook of Psychopharmacology. 3rd ed.Washington, D.C.: The American Psychiatric Press; 2004. p.207-30.
2) Anderson IM. SSRIS versus tricyclic antidepressants in depressed inpatients: a meta-analysis of efficacy and tolerability. Depress Anxiety. 1998; 7: 11-7.
3) 田島　治. SSRI 時代における TCA の位置付け. 臨床精神薬理. 2009; 12: 2457-63.
4) 越野好文. 三環系抗うつ薬の果たした役割と今後への期待. 臨床精神薬理. 2010; 13: 1857-65.
5) 高橋彩子, 上島国利. 抗うつ薬の使い方. 臨牀と研究. 2000; 77: 944-8.

〈熊田貴之, 大坪天平〉

4 四環系抗うつ薬・トラゾドン

1 四環系抗うつ薬

　四環系抗うつ薬の歴史は古く，最初の四環系抗うつ薬であるマプロチリン（ルジオミール®）が合成されたのは 1964 年に遡る．本邦における臨床導入は 1981 年であり，既に 30 年以上の臨床使用歴を持つ．新規抗うつ薬の登場で使用の機会が減っているとはいえ，その特徴的な薬理学的プロフィールから今日においてもその有用性は注目に値する．

　様々な新規抗うつ薬の登場により，最近の成書では三環系抗うつ薬と一からげに分類され論じられることが多い四環系抗うつ薬であるが，三環系とは異なるいくつかの特徴がある．共通する主な特徴は以下に集約される．

① セロトニン系への作用がほとんどなく，細胞外のノルアドレナリン濃度を選択的に増加させる．
② 強い抗ヒスタミン作用を持つが，抗コリン作用は三環系抗うつ薬に比べると弱い．

　これらの特徴を理解し，うまく利用することで，有効性の高い薬物療法を行うことができる．まずは本邦で使用できる四環系抗うつ薬それぞれの特徴を俯瞰する．なお，欧米においてはアモキサピン（アモキサン®）が四環系抗うつ薬に分類されているが，本邦では三環系に分類されており，本項では扱わない．

1 マプロチリン（ルジオミール®錠　10mg・25mg・50mg）

　独自の立体構造（図 6）を持つ最初の四環系抗うつ薬である．薬理作用は**ノルアドレナリンに選択的な再取り込み阻害と強いヒスタミン受容体遮断**で

4. 四環系抗うつ薬・トラゾドン

マプロチリン　　ミアンセリン 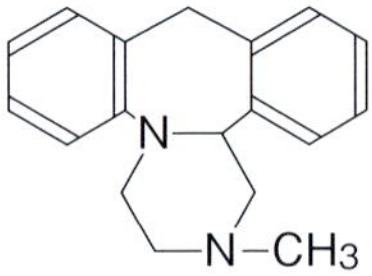　　セチプチリン

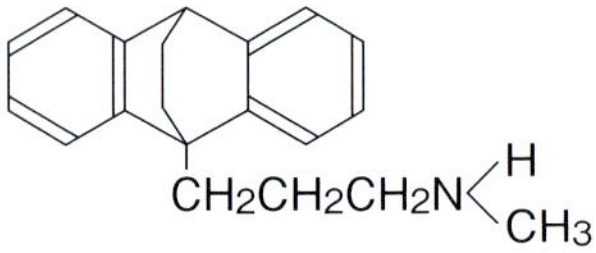

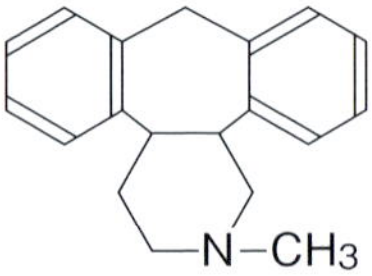

トラゾドン

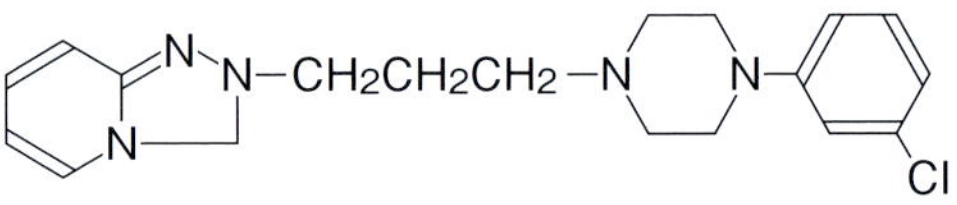

図6

特徴づけられる（表3）．その抗うつ効果は三環系抗うつ薬と同等である．強力な抗ヒスタミン作用による眠気の副作用を臨床上よく経験する．中程度の半減期を利用して，夕方，眠前の単回投与が可能であることから，時にこの眠気はうつ病に随伴する睡眠障害に対して治療的に作用する．

＜用法・用量＞

10mg錠・25mg錠：通常成人にはマプロチリン塩酸塩として1日30〜

表3　各四環系抗うつ薬及びトラゾドンの薬理作用の相対的な特徴

	再取り込み阻害作用		受容体遮断作用					
	NA	5-HT	ドパミンD_2	セロトニン5-HT_{2A}	ノルアドレナリンα_1	ノルアドレナリンα_2	ムスカリンM_1	ヒスタミンH_1
マプロチリン	+++	−	+	+	++	−	+	+++
ミアンセリン	++	−	−	+++	++	++	+	++++
セチプチリン	++					++		
トラゾドン	−	+	+	+++	+++	++	−	++

再取り込み阻害作用はノルアドレナリン，セロトニントランスポーターへの親和性で評価．トランスポーター親和性，各種受容体の遮断作用の強さを++++から−までの5段階で相対評価している．NA：ノルアドレナリン，5-HT：セロトニン

75mgを2～3回に分割経口投与する．もしくは上記用量を1日1回夕食後あるいは就寝前に投与できる．

50mg錠：通常成人にはマプロチリン塩酸塩として1日50mgを1日1回夕食後あるいは就寝前に経口投与する．

＜代謝＞

主として肝臓のCYP2D6で代謝される．生物学的半減期は平均で45～46時間である．CYP2D6の強力な阻害剤であるパロキセチン（パキシル®）との併用は本剤の血中濃度の想定外の上昇をもたらす可能性があり，注意を要する．

＜副作用＞

添付文書上の集計では口腔乾燥，便秘などの胃腸系の副作用の出現頻度が9.9％と最も高く，次いで傾眠，不眠，神経過敏等の精神神経系副作用が5.0％に，中枢末梢神経系副作用（めまい，振戦，言語障害，頭痛）が3.8％に認められている．

【禁忌】

①緑内障，尿閉のある患者．わずかながら抗コリン作用を有するため，これらを悪化させる恐れがある．

②てんかん等のけいれん性疾患またはこれらの既往歴のある患者．

③心筋梗塞の回復期の患者．心機能，心伝導に影響を与え，症状悪化をもたらす可能性がある．

④MAO阻害剤の投与を受けている患者．モノアミン神経系の過剰刺激により種々の自立神経系副作用を含む重篤な副作用が生じる恐れがある．

⑤本剤の成分に対し過敏症の既往のある患者．

【慎重投与】

排尿困難，眼圧亢進，心不全，狭心症，躁うつ病，脳の器質障害，統合失調症，衝動性の高い併存障害，自殺念慮，副腎髄質腫瘍など．

てんかん等のけいれん性疾患を有する患者への本剤の投与に際しては特に注意が喚起されている．けいれんの出現頻度0.4％と報告されており，注意を要する．クロミプラミン（0.5％）や高用量（＞200mg/日）のイミプラミン（0.6％）とほぼ同等であるが，フルオキセチン，フルボキサミンでは0.2％の出現率であり，相対的にはけいれん誘発性は高いと言え

る．

2 ミアンセリン（テトラミド®錠　10mg・30mg）

　同じ四環系に属するが，マプロチリンとは化学構造も薬理作用も様々な点で異なる抗うつ薬である．化学構造式を図6に示す．本邦では1982年から使用されている．薬理作用は特徴的で，他の多くの抗うつ薬に共通するセロトニン，ノルアドレナリンの再取り込み作用を有していない．ノルアドレナリン神経系のシナプス前自己受容体であるα2受容体を遮断することで細胞外のノルアドレナリン濃度を上昇させる．構造的にはミルタザピンに類似し，同様のα2遮断作用を持つが，同時にα1遮断作用を有するため，セロトニンの細胞外濃度に影響を与えない（ミルタザピンの項も参照）．この点においてミアンセリンはマプロチリン同様に，モノアミン神経系の中でノルアドレナリン神経系に選択的に増強作用を持つ抗うつ薬と言える．抗うつ効果は三環系抗うつ薬とほぼ同等かやや弱い．抗せん妄効果を期待して用いられることもあり，高齢者，身体合併症のある患者での使いやすさは本剤の1つの特徴であるが，α1受容体遮断作用による起立性低血圧の誘発に注意が必要である（表3）．

＜用法・用量＞
　ミアンセリン塩酸塩として通常成人1日30mgを初期用量とし，1日60mgまで増量し，分割経口投与する．また，上記用量を1日1回夕食後あるいは就寝前に投与できる．なお，年齢，症状により適宜増減する．

＜代謝＞
　主として肝臓のCYP2D6による代謝を受けるが，一部CYP3A4も関与する．半減期は18.2±1.2時間と，抗うつ薬としては比較的短いが，催眠作用，抗せん妄作用を期待して使用する場合，翌朝に持ち越し効果が出現するには十分に長い．高齢者では特に注意が必要である．

＜副作用＞
　添付文書上の集計で多い副作用は，分割投与時では眠気（6.22％），口渇（2.93％），めまい・ふらつき（1.71％）である．単回投与ではねむけ（16.3％），口渇（10.87％），めまい・立ちくらみ・ふらつき（8.7％）と，明らかな増加を認めるため，高用量を用いる場合には分割投与が望ましいで

あろう．

【禁忌】

①本剤の成分に対し過敏症の既往のある患者．

②MAO阻害剤の投与を受けている患者．モノアミン神経系の過剰刺激により種々の自立神経系副作用を含む重篤な副作用が生じる恐れがある．

【慎重投与】

マプロチリンでの慎重投与に加えて，肝腎障害，コントロール不良な糖尿病，低出生体重児など．

3 セチプチリン（テシプール®錠 1mg）

他の四環系抗うつ薬にやや遅れて1974年にオランダで開発され，本邦では1989年から臨床利用されている．化学構造（図6）及びモノアミン神経系への作用（図7）はミアンセリンに類似するが臨床力価がより高い．ミアンセリンとの比較では有効性，安全性ともにほぼ等しいとされる．詳細な受容体結合プロフィールは明らかとされていない点が多い．

＜用法・用量＞

セチプチリンマレイン酸塩として通常成人1日3mgを初期用量とし，1日6mgまで増量し，分割経口投与する．なお，年齢，症状により適宜増減する．

＜副作用＞

添付文書上の集計では眠気（4.5％），口渇（2.3％），めまい・ふらつき・

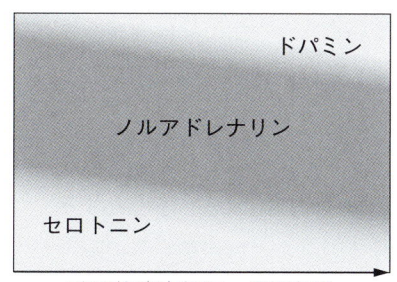

図7 発症からの時間経過及び発症年来からみたうつに対する3種のモノアミンの関与（文献2より許可を得て転載）

立ちくらみ（2.0％）が多く認められている副作用である．

【禁忌】
　MAO阻害剤の投与を受けている患者．モノアミン神経系の過剰刺激により種々の自立神経系副作用を含む重篤な副作用が生じる恐れがある．

【慎重投与】
　ミアンセリンに準ずる．

＜代謝＞
肝臓で代謝されるが分解酵素に関する詳細なデータはない．代謝は二相性を示し α 相の半減期は約2時間と短いが，β 相の半減期は約24時間である．

2　四環系抗うつ薬の適応

　多種多様な抗うつ薬が臨床使用される中で，どこに四環系抗うつ薬の活躍の場面があるのだろうか？　他剤と比較した場合の四環系抗うつ薬に特有の明確なアドバンテージは示されておらず，答は個々の症例の中に見い出す以外ない．しかしながら臨床上の多くのことが示唆されている．

1　臨床症状

　四環系抗うつ薬の薬理学的な特徴は大きくノルアドレナリンに傾いたモノアミン神経系の増強効果である．うつ病の病態にはドパミン，ノルアドレナリン，セロトニンの3つのモノアミン神経系がそれぞれ何らかの形で関与していると推定されている．うつ病の症候学からこれらモノアミン神経系の機能障害を完全に分離し薬剤の適応を決定することは不可能であるが，いくつかの有用な臨床的示唆がある．

　上島ら[1]はマプロチリンのよい適応となる単極性うつ病の症候学的な特徴として「抑うつ気分，悲哀感，絶望感」を主とするいわゆるメランコリー型の古典的うつ病と「身体的訴えと自律神経系の障害が主で抑うつ症状が目立たない仮面うつ病」をあげている．一方，ミアンセリン，セチプチリンのよい適応となる症候として「不安，焦燥，とりこし苦労，内的不穏」の強い不安焦燥型のうつ病と前述の仮面うつ病を指摘している．総じて心気不安，身

体愁訴，自律神経障害が四環系抗うつ薬のよい標的症状と言えるだろう．これらの症候は SSRI と比較した場合の SNRI の標的症状と重なるものがあり，ノルアドレナリン神経伝達の異常と関連した症状と捉えることができるかもしれない．

残念ながら標的症状による抗うつ薬の使い分けには臨床上明らかな限界があり，実際には回避すべき副作用の考慮が肝要であることを強調したい．各薬剤の副作用プロフィールを参照されたい．

2 年齢と経過

白川はうつ病の発症年齢や臨床症状の経過にみる三種類のモノアミンの関与の程度についていくつかの示唆に富む提案をしている[2]．集中困難や興味関心の低下等の症候へのノルアドレナリン神経の関与を示唆する他に，発症年齢や臨床的時間経過に伴い相対的にセロトニン神経系の機能不全に対するノルアドレナリン神経系，ドパミン神経系の機能不全の寄与が大きくなることを指摘している（図7）．初老期以降のうつ病患者に前述の心気不安，身体愁訴，自律神経障害を強く訴える患者が多いことは臨床家の多くが認めるところであるが，ノルアドレナリン神経伝達を特異的に増強し，かつ心機能や自律神経機能への副作用が三環系に比して少ない四環系抗うつ薬は初老期以降のうつ病患者には合理的な選択肢となりうる．

3 眠気の利用

抗ヒスタミン作用による眠気は四環系抗うつ薬に共通する問題点であり，特に長期認容性に悪影響を与えやすい．しかしながら急性期のうつ病では不眠はほぼ必発の症状であることからこの眠気は時として利点となる．中等症以下の患者でベンゾジアゼピンの使用を控える必要性のある場合や「薬の錠数」にこだわる高齢者などで一種類の薬剤での治療が望まれる場合などである．前述の半減期を念頭に入れ，夕食後や眠前の1日1回投与を行うことでこの利点を最大限に引き出すことができる．同様の臨床症状をよい標的としながらも SNRI が持たない特徴である．

4 セロトニン不耐性

　一般に抗うつ薬の効果は遅効性であるが副作用の出現は早く，効果出現前の副作用がうつ病治療の最初の障壁になりやすいことは周知の事実である．患者，家族への十分な心理教育がこの障壁への対応としてまず挙げられる．しかしながら，投与初期に認められるセロトニンの再取り込み阻害による消化器症状や神経症状が非常に強く出るために抗うつ薬の継続が困難な症例が少なからず存在する．このようなセロトニン神経系の賦活に不耐性のある患者はノルアドレナリン選択性の高い四環系抗うつ薬のよい適応となるだろう．

3　トラゾドン

■ トラゾドン（デジレル®錠　25mg・50mg，レスリン®錠　25mg・50mg）

　トラゾドンの開発は1970年代に遡る．米国で臨床導入されたのは1982年であるが，本邦での上市は1991年であり，ようやく20年の臨床経験を得た薬剤である．トラゾドンの化学構造は他の抗うつ薬とは大きく異なっており，独自のクラスに属する抗うつ薬である（図6）．欧米では類似の化合物である nefazodone も使用することができる．**セロトニンの再取り込み阻害作用**を有するが，薬理学的に最も強い作用は**セロトニン 5-HT$_{2A}$ 受容体の阻害作用**である．次いでノルアドレナリン α1 受容体，α2 受容体，ヒスタミン H$_1$ 受容体の他，5-HT$_{2C}$ やドパミン D$_2$ 受容体の遮断作用も軽度ながら有している（表3）．トラゾドンの作用を serotonin antagonist-reuptake inhibition（SARI）と呼ぶこともある．これらの複雑な作用の総体として生じる 5-HT$_{1A}$ 受容体の刺激増強，前頭前野におけるノルアドレナリン及びドパミンの放出促進がトラゾドンの抗うつ作用の機序と考えられている[3]．トラゾドンが肝で代謝されると活性代謝産物である meta-chlorophenylpiperazine（m-CPP）を生じる．m-CPP は 5-HT$_{2C}$，5-HT$_3$，5-HT$_{2A}$ 等多くのセロトニン受容体に対し作動薬として働くため，生体内でのトラゾドンの薬理作用の理解は非常に複雑となる．ただし，m-CPP の脳

内濃度はトラゾドンに比して無視できるほど低いため，臨床効果にはほとんど関与しないと考えられている．

＜用法・用量＞

トラゾドン塩酸塩として，通常，成人には1日75～100mgを初期用量とし，1日200mgまで増量し，1～数回に分割経口投与する．なお，年齢，症状により適宜増減する．

＜副作用＞

添付文書上の集計による主だったものは眠気（4.33％），めまい・ふらつき（3.64％），口渇（2.9％）などである．

【禁忌】

MAO阻害剤の投与を受けている患者．サキナビルメシル酸塩（インビラーゼ®，フォートベイス®）を投与中の患者．

【慎重投与】

マプロチリンに準ずる．

特に強いα1阻害作用に起因する<u>起立性低血圧</u>には十分に注意する必要がある．稀ではあるが得意な副作用として持続性勃起症が知られ200例以上の報告があり，その他の性機能障害も含めて一定の注意を払うべきである．

＜代謝＞

主として肝臓のCYP3A4により代謝されるがCYP2D6でも代謝される．消失半減期は6～7時間と短い．

4　トラゾドンの適応

トラゾドンの抗うつ効果は他の抗うつ薬と同等かやや弱い．しかしながら特徴的な鎮静，静穏化作用により<u>不安，焦燥感の強いうつ病患者</u>や<u>不安障害</u>の患者によい適応となる．特に<u>睡眠障害</u>の改善効果に優れることから，適応外ではあるものの50mg/日以下の少量で睡眠障害改善薬として用いられることがある．特に中途覚醒，早朝覚醒，睡眠の頻繁な中断を訴える患者に有効であり，PTSDの睡眠障害の改善にも有効であることが示されている．

SSRIは睡眠に悪影響を与える場合があることが知られているが，服用時間の工夫で改善されない場合にはトラゾドンの併用は意味のある選択肢である．

　抗うつ効果は150mg/日以上でもたらされる．しかしこの臨床用量でもたらされる鎮静に十分留意し，常にトラゾドンを用いる場合には低容量から徐々に増量すべきである．この用法に気をつける限り，トラゾドンの安全性は高く高齢者にも使いやすい．四環系抗うつ薬の項で述べたセロトニン不耐性の患者に対しても種々のセロトニン拮抗作用により使用できる場合が多い．

5　せん妄への適応

　適応外の使用であるが，ミアンセリン，トラゾドンはせん妄の治療に用いられることがある．共通する強い5-HT_{2A}受容体遮断作用がせん妄の改善に有利に働くこと，持ち越し効果や過鎮静，起立性低血圧に注意する限り，身体への負荷が軽いことから好んで用いられる．慢性疾患を背景として日中は抑うつ症状を呈し，夜間はせん妄が問題になる症例は日常的に遭遇する．このような患者はミアンセリン，トラゾドンのよい適応となるが，極力少量（ミアンセリン10mg以下，トラゾドン25mg以下）から用いて，効果がなければ前述の副作用に気をつけながら漸増することが望ましい．

6　四環系抗うつ薬/トラゾドンによる賦活と自殺の危険性

　抗うつ薬一般に関する問題であるが，24歳以下の患者で自殺念慮，自殺企図のリスク増大の可能性が指摘されている．双極性障害患者のうつ状態での使用時の躁転リスクと同様に，個別にリスク・ベネフィットを熟慮した適応が望まれる．

　欧州での1993年から2008年までの大規模調査の結果[4]ではマプロチリン，ミアンセリン，トラゾドンと因果関係が疑われる自殺念慮，自殺企図の

報告は上がっていない．この点においては四環系抗うつ薬，トラゾドンは病的な思考や行動の賦活について，他の抗うつ薬と比較した場合の安全性は高いと言えよう．しかしながら，若年者，人格障害を合併している患者，双極性障害が疑われる患者に関しては極めて慎重な適応が望まれることは言うまでもない．

● 文献
1) 上島国利, 田所千代子, 田島 治. 抗うつ薬. In: 三浦貞則, 監修. 精神治療薬大系/第3部 抗うつ薬, 抗躁薬, 抗てんかん薬, 抗パ薬, 漢方薬, 他. 東京: 星和書店; 1996.
2) 白川 治. 薬物療法の実際. Clinical Neuroscience. 2004: 22; 202-7.
3) Stahl SM. Stahl's Essential Psychopharmacology: Neuroscientific Basis and Practical Applications. Cambridge: Cambridge University Press; 2008.
4) Stübner S, Grohmann R, von Stralendorff I, et al. Suicidality as rare adverse event of antidepressant medication: Report from the AMSP multicenter drug safety surveillance project. J Clin Psychiatry. 2010; 71: 1293-307.

〈富田 克〉

5 SSRI
（1）フルボキサミン

　フルボキサミンは1977年に開発され，現在90カ国以上で販売されている選択的セロトニン再取り込み阻害薬（selective serotonin reuptake inhibitor：SSRI）である．本邦では1999年に本邦初のSSRIとして「うつ病・うつ状態」および「強迫性障害」の適応症で発売され，2005年には社会不安障害の適応が追加された．近年では単極性うつ病に対する12種類の新規抗うつ薬の有効性と忍容性を比較する目的で，Meta-Analysis of New Generation Antidepressants（MANGA）studyと呼ばれる大規模メタ解析[1]が行われ，フルボキサミンは有効性と忍容性がともに下位とされた．しかし，この試験はアウトカムの尺度として寛解率でなく反応率を用いており，また，結果には出版バイアスなども含まれていると考えられ，解釈には注意が必要である[2]．

　当施設では1999年からフルボキサミンによるうつ病治療を最適化するための研究を進めてきた．我々の行っている研究から得られた知見を含めて，実際のフルボキサミンの使い方について概説する．

1 用法や用量，投与期間の工夫

1 治療脱落率を低下させるための工夫

　フルボキサミンの最大血中濃度到達時間は約5時間，血中半減期は9〜14時間，血漿蛋白結合率は77％である．1日50mgを初期用量とし，1日150mgまで増量し1日2回に分割して投与するとされている．過去の報告では，常用量で開始されたSSRIの副作用による中断率は20〜30％とされているが[3,4]，当施設では，DSM-IV（Diagnostic and Statistical Manual of

Mental Disorders, Fourth Edition) にて診断された初診時の 17 項目ハミルトンうつ病評価尺度（Hamilton Rating Scale for Depression：HAM-D）得点が 14 点以上のうつ病患者に対し，フルボキサミン 25mg を初期用量とし，副作用の発現の有無を確認したうえで漸増しており，副作用によるフルボキサミンの中断率は 9.4％であった[5]．フルボキサミンには嘔気などの副作用が服薬開始後早期に出現するが，その後次第に改善することが多い．当施設では低用量より開始しており，また治療開始時点で嘔気などの出現の可能性を患者に対し十分に説明することで，中断率を低くできたと考えている．一般的に，消化器系副作用が出現した場合は減量せずしばらく様子をみることで症状は軽減するため，その確認後にゆっくり増量することで副作用の再発を防ぐことができる．経過観察で症状の軽減がみられない場合は，一旦減量する方法，分割投与とする方法のほか，選択的セロトニン 5-HT$_4$ 受容体アゴニストであるモサプリドの投与によりフルボキサミンによる嘔気が軽減したとの報告がある[6]．

服薬アドヒアランスは投与回数と反比例すると言われている[7]．フルボキサミンは SSRI の中で唯一 1 日 2 回投与となっているが，脳内におけるフルボキサミン濃度の半減期は血中の半減期よりも長く，1 日 1 回の投与でよいと考えられている．嘔気などの副作用が強い場合には，分割投与とすることで症状の軽減を図ることができるが，忍容性に問題がない場合は単回投与が望ましいと思われる．嘔気などの消化器系副作用は，服薬後数時間で生じることが多いため，眠前に服薬することにより副作用を軽減しうるかもしれない．

2 寛解をゴールとした用量設定と投与期間

寛解に至っていないうつ病は，再燃の危険性が高く，社会機能も十分に回復していないため[8]，うつ病治療のアウトカム尺度としては反応率でなく寛解率が重要と考えられている．当施設では，フルボキサミンにより治療されたうつ病患者 106 名のうち 41 名（38.7％）が寛解に至った[5]．寛解に至った平均フルボキサミン用量は，119.1 ± 58.2mg/日であり，寛解例のうちほぼ半数が寛解までに 150〜200mg を要し，さらにその半数は 200mg までの増量にて初めて寛解に至った．フルボキサミンの承認用量は 150mg である

5. SSRI （1）フルボキサミン

図8 累積寛解率の経時変化

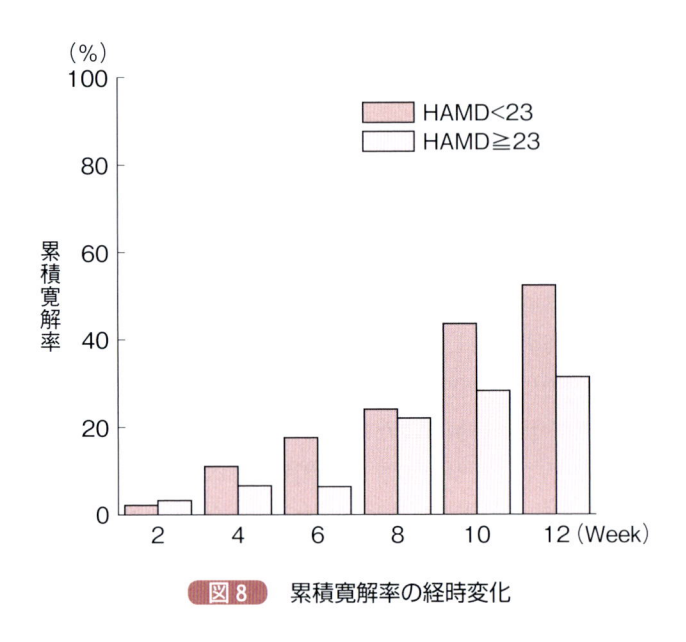

　が，治験では200mgまで増量されており，症状の改善が不十分な症例に対しては，副作用に注意しつつ150mgまたはそれ以上まで増量を検討する必要があると思われる．

　投与期間について，SSRIとプラセボの臨床効果を比較した研究のメタ解析[9]では，寛解を指標とした場合はSSRIの優位性が現れるまで少なくとも6週程度の期間を要するとされている．当施設にて，初診時の重症度で分けた2群における累積寛解率の経時的変化を図8に示した．いずれの群も，治療開始から8週を越えても累積寛解率は伸びている．寛解に至るまでは十分な期間の治療を行ったうえで効果を判定する必要があると考えられる．

　パロキセチンは，CYP2D6で代謝されると同時に自己代謝阻害作用を持つため，投与量に対する血中濃度は非線形性を持ち[10]，離脱症状が問題となっている．一方，フルボキサミンはパロキセチンと異なり非線形性は弱く[11]，パロキセチンと比べて離脱が少ないと言われている[12]が，離脱症状の出現には個人差が大きいため，減量の際には注意が必要である．

3 血中濃度と寛解との関係について

　フルボキサミンを一定量まで増量しても寛解に至らない例は多い．その中には，フルボキサミン自体が無効である場合以外に，治療効果が得られる血中濃度に至っていない可能性があると考えられる．図9は，当施設におけるフルボキサミン用量別の血中濃度を示している．同一用量でも血中濃度のばらつきは非常に大きいことが分かる．例えば，リチウムは至適治療濃度と中毒濃度の差が小さいため，薬物血中モニタリング（therapeutic drug monitoring：TDM）が必須とされている．また，三環系抗うつ薬は血中濃度の上昇により心毒性や中枢神経毒性が引き起こされると言われており，TDMの有用性が報告されている．一方で，SSRIの有効血中濃度は現在のところ同定されておらず，またSSRIには重篤な副作用が少ないため，TDMは実用化されていない．我々は，中等症から重症のうつ病群において，用量ごとのフルボキサミン血中濃度を測定し，寛解の有無と比較した．その結果，ある血中フルボキサミン濃度を超えると寛解へ至る割合が上昇することを報告し，この濃度がフルボキサミンの有効血中濃度である可能性を示した[13]．用量から血中濃度が予想できるのであれば，フルボキサミンによる治療においてもTDMの実用化が必要とされるかもしれない．

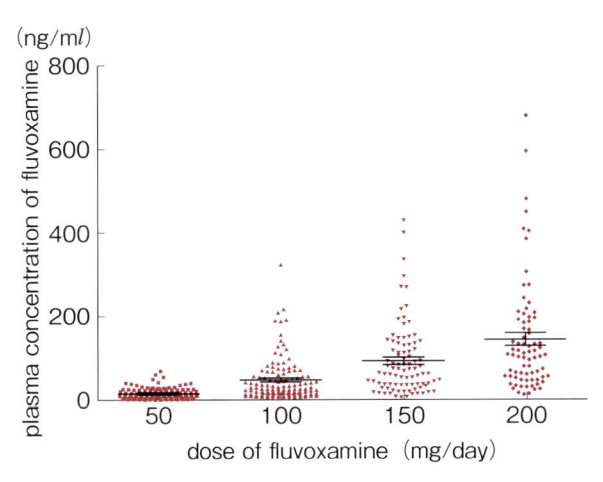

図9 用量別のフルボキサミン血中濃度

2 フルボキサミンの副作用と薬物相互作用

1 副作用とその対応

　本邦におけるフルボキサミンの市販後調査においては，約40％程度に副作用が認められ，そのうちわけとしては悪心などの消化器系副作用の頻度が20％以上と最も多く，次に10％近くに眠気が，3％前後にめまいや倦怠感が認められた．また，他のSSRIと同様にフルボキサミンも，性機能障害，賦活症状（activation symptoms），中断症候群，セロトニン症候群などが出現しうる．

　うつ病患者はもともと性欲の低下などを認める場合が多いが，抗うつ薬により性機能障害を引き起こすことも知られている．日常臨床においては，医療者，患者双方ともに性機能について言及しない場合が多いが，薬剤性の性機能障害を防ぐためには確認を怠らないべきである．

　フルボキサミンなどSSRIの投与初期には不安，焦燥感などが現れる可能性があり，賦活症状と呼ばれている．重度の場合には希死念慮や易刺激性，衝動性が出現し自殺企図の危険性があるとして，2004年には米国食品医薬品局が注意を喚起している．賦活症状の治療はまず原因薬剤の減量・中止である．ただし，急激な減量が離脱症状を起こす場合もあるため，抗不安薬等の併用を要する場合がある．

　フルボキサミンなどの急激な中断により，易疲労感，気分の落ち込み，不眠，頭痛，めまい，神経過敏などの離脱症状が出現する場合があり，これらを中断症候群と呼ぶ．一般的には症状は一過性で経過観察のみで改善するが，患者に無用な苦痛を与えないため慎重な減量を心掛ける必要がある．

　セロトニン症候群は，脳内のセロトニン機能の異常亢進により精神症状，神経・筋症状，自律神経症状を呈する症候群で，治療の基本は早期発見，原因薬剤の中止，輸液や体温冷却などの保存的治療である．それらの治療によっても症状の遷延や重症化を認める際にはセロトニン5-HT$_{2A}$受容体拮抗薬の投与を行う場合もあるが，その適応は慎重に判断するべきである．

　フルボキサミンは，ムスカリン，アドレナリン，ドパミン，ヒスタミンお

よびセロトニンなどの各種受容体に対する親和性は低く，また抗コリン作用をほとんど認めないため，従来の三環系抗うつ薬にみられた鎮静，起立性低血圧，口渇，便秘，心筋伝導障害などの副作用は少ないとされているが，発生の可能性はあるため留意は必要である．

2 薬物相互作用

フルボキサミンは cytochrome P450（CYP）1A2 および 2D6 と呼ばれる薬物代謝酵素により代謝を受け，多くの薬物相互作用を持つ．喫煙は CYP1A2 を誘導するため，喫煙者では非喫煙者と比較してフルボキサミンの濃度が低下することが知られている[14]．また，フルボキサミンは CYP1A2 や CYP2C19 に対する強い阻害作用を持ち，CYP3A4 や CYP2C9 を基質とする薬物にも影響を及ぼすことが知られ，ピモジド，チザニジン，MAO（monoamine oxidase）阻害薬などとの併用により心室性不整脈，著しい低血圧，セロトニン症候群などの副作用が発現する恐れがあるため，併用が禁止されている（表4）．さらに，ベンゾジアゼピン系薬，オランザピ

表4 フルボキサミンと併用薬

併用禁忌薬	MAO 阻害薬
	セレギリン
	ピモジド
	チザニジン
	ラメルテオン
原則併用禁忌	シサプリド
併用注意	炭酸リチウム
	L-トリプトファン含有製剤
	セロトニン作用薬
	抗てんかん薬（フェニトイン，カルバマゼピン等）
	三環系抗うつ薬（イミプラミン，アミトリプチリン等）
	ベンゾジアゼピン系薬（アルプラゾラム，ジアゼパム等）
	オランザピン
	ワルファリン
	テオフィリン
	プロプラノロール
	シクロスポリン　　　　　　　　　　　　　　　　など

3　σ1受容体について

　フルボキサミンに関する特徴として、σ1受容体に対するアゴニストとして高い親和性が指摘されている[15]. σ1受容体はミトコンドリアにおけるATP産生を亢進することが知られており、近年では、このσ1受容体に対するアゴニスト作用が最終的には神経保護作用や神経突起伸長作用といった神経可塑性、さらには認知機能障害の改善に関与している可能性が示唆されている[16]. 認知機能に悪影響を及ぼす抗コリン作用が少ない点と合わせて、認知症への進行が懸念される高齢者のうつ病に対する有用性が期待される. また、Stahlらはσ1受容体への高い親和性が精神病性うつ病に対する有効性に関連している可能性を指摘している[17].

むすび

　フルボキサミンは、従来の三環系抗うつ薬と比し重篤な副作用が少ないSSRIの一つである. 1日1回投与でも臨床効果は得られるとされ、副作用に注意しつつ150～200mgまで増量することで寛解率を上げることができる. 一方、フルボキサミンにみられる悪心などの副作用は治療開始早期に出現し、その後は軽減する場合が多い. 治療開始早期の中断を防ぐために、副作用についての十分な説明や低用量からの治療開始が必要だろう. また、多くの薬物相互作用を生じうるため、他剤との併用には注意を要する. 近年ではσ1受容体アゴニストとしてのフルボキサミン研究が進められており、今後の薬剤選択の手がかりとなる可能性がある.

●文献

1) Cipriani A, Furukawa TA, Salanti G, et al. Comparative efficacy and acceptability of 12 new-generation antidepressants: a multiple-treatments meta-analysis. Lancet. 2009; 373: 746-58.
2) Turner EH, Matthews AM, Linardatos E, et al. Rosenthal R. Selective publication of antidepressant trials and its influence on apparent efficacy. N Engl J Med. 2008; 358: 252-60.
3) Anderson IM. Selective serotonin reuptake inhibitors versus tricyclic antidepressants: a meta-analysis of efficacy and tolerability. J Affect Disord. 2000; 58: 19-36.
4) Bondolfi G, Aubry JM, Golaz J, et al. A stepwise drug treatment algorithm to obtain complete remission in depression: a Geneva study. Swiss Med Wkly. 2006; 136: 78-85.
5) Suzuki Y, Tsuneyama N, Fukui N, et al. Differences in clinical effect and tolerance between fluvoxamine and paroxetine: a switching study in patients with depression. Hum Psychopharmacol. 2010; 25: 525-9.
6) Ueda N, Yoshimura R, Shinkai K, et al. Characteristics of fluvoxamine-induced nausea. Psychiatry Res. 2001; 104: 259-64.
7) Velligan DI, Weiden PJ, Sajatovic M, et al. The expert consensus guideline series: adherence problems in patients with serious and persistent mental illness. J Clin Psychiatry. 2009; 70 Suppl 4: 1-46; quiz 47-8.
8) Casacalenda N, Perry JC, Looper K. Remission in major depressive disorder: a comparison of pharmacotherapy, psychotherapy, and control conditions. Am J Psychiatry. 2002; 159: 1354-60.
9) Taylor MJ, Freemantle N, Geddes JR, et al. Early onset of selective serotonin reuptake inhibitor antidepressant action: systematic review and meta-analysis. Arch Gen Psychiatry. 2006; 63: 1217-23.
10) Sindrup SH, Brøsen K, Gram LF. Pharmacokinetics of the selective serotonin reuptake inhibitor paroxetine: nonlinearity and relation to the sparteine oxidation polymorphism. Clin Pharmacol Ther. 1992; 51: 288-95.
11) Spigset O, Granberg K, Hägg S, et al. Non-linear fluvoxamine disposition. Br J Clin Pharmacol. 1998; 45: 257-63.
12) Price JS, Waller PC, Wood SM, et al. A comparison of the post-marketing safety of four selective serotonin re-uptake inhibitors including the investigation of symptoms occurring on withdrawal. Br J Clin Pharmacol. 1996; 42: 757-63.
13) Suzuki Y, Fukui N, Sawamura K, et al. Concentration-response

relationship for fluvoxamine using remission as an endpoint: a receiver operating characteristics curve analysis in major depression. J Clin Psychopharmacol. 2008; 28: 325-8.
14) Suzuki Y, Sugai T, Fukui N, et al. CYP2D6 genotype and smoking influence fluvoxamine steady-state concentration in Japanese psychiatric patients: lessons for genotype-phenotype association study design in translational pharmacogenetics. J Psychopharmacol. 2011; 25: 908-14.
15) Narita N, Hashimoto K, Tomitaka S, et al. Interactions of selective serotonin reuptake inhibitors with subtypes of sigma receptors in rat brain. Eur J Pharmacol. 1996; 307: 117-9.
16) Hashimoto K, Fujita Y, Iyo M. Phencyclidine-induced cognitive deficits in mice are improved by subsequent subchronic administration of fluvoxamine: role of sigma-1 receptors. Neuropsychopharmacology. 2007; 32: 514-21.
17) Stahl SM. Antidepressant treatment of psychotic major depression: potential role of the sigma receptor. CNS Spectr. 2005; 10: 319-23.

〈常山暢人,鈴木雄太郎,染矢俊幸〉

5 SSRI

(2) パロキセチン

　うつ病・うつ状態，さらには各種不安障害の治療にも用いられるパロキセチンは，日常診療で広く使用されている選択的セロトニン再取り込み阻害薬（selective serotonin reuptake inhibitor：SSRI）である．海外においては1990年に英国でうつ病の適応を取得したのを皮切りに，英国や米国ではうつ病に加え，パニック障害，強迫性障害，社交不安障害，全般性不安障害，心的外傷後ストレス障害といった，不安障害に対する広い適応を取得している．

　本邦では，2000年9月にうつ病・うつ状態，およびパニック障害を適応症として承認された．その後，強迫性障害（2006年1月），社交不安障害（2009年10月）に対する追加承認を取得し，現在は使用可能な新規抗うつ薬の中でうつ病・うつ状態から各種不安障害まで最も幅広い適応を有する．近年導入された新規抗うつ薬の承認申請のための臨床試験において実薬対照薬として用いられていることからも，本邦の代表的な抗うつ薬となっていることがうかがえる．

　作用メカニズムとしては，セロトニントランスポーターによるセロトニン再取り込みを選択的に阻害することにより，抗うつ・抗不安作用を発揮すると考えられている．本邦で使用可能なSSRI 4剤についてセロトニン再取り込み阻害作用および各種受容体に対する選択性をまとめた（図10）[1]．パロキセチンは，セロトニン再取り込み阻害作用が最も強力であり，またムスカリン性アセチルコリン1受容体（M_1受容体）以外のヒスタミン1受容体（H_1受容体），アドレナリンα_1受容体，セロトニン2C受容体（$5\text{-}HT_{2C}$受容体）に対して最も選択性が高い．またパロキセチンのノルアドレナリンやドパミン再取り込み阻害作用はセロトニン再取り込み阻害作用のそれぞれ460倍，2,800倍弱い[1]ことも示されており，パロキセチンはセロトニントランスポーターを選択的に最も強力に阻害する特徴を持つSSRIである．

5. SSRI　(2) パロキセチン

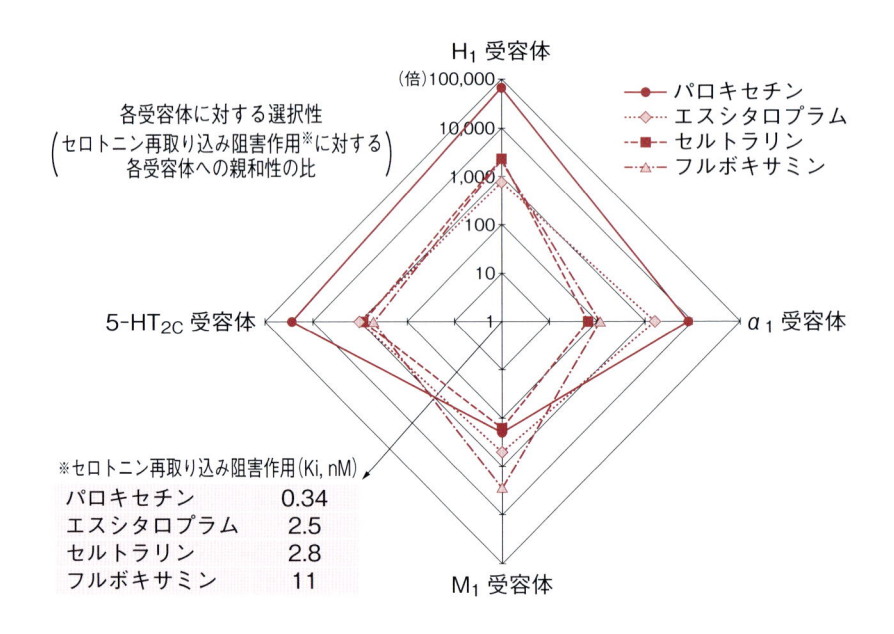

図10 本邦で使用可能なSSRIのin vitro選択性
(Owens MJ et al. Biol Psychiatry 2001; 50: 345-50 より作図)

※セロトニン再取り込み阻害作用 (Ki, nM)
パロキセチン	0.34
エスシタロプラム	2.5
セルトラリン	2.8
フルボキサミン	11

1　用法・用量

　パロキセチンは，うつ病・うつ状態に対して，成人では通常1日1回夕食後に20〜40mgを経口投与する．10mg/日より開始し，原則として1週ごとに10mg/日ずつ増量する．なお，症状により40mg/日を超えない範囲で適宜増減する．

　なお，適応症によってそれぞれ開始用量，維持用量および最大用量が異なる．それぞれパニック障害に対して10mg/日，30mg/日および40mg/日，強迫性障害に対して20mg/日，40mg/日および50mg/日，社交不安障害に対して10mg/日，20mg/日および40mg/日である．

2 有効性

1 約7割の患者を寛解に導く抗うつ効果

　急性期うつ病治療の目標は，いくつかの症状を残してほぼ症状が消失した状態，すなわち寛解を達成することである．本邦の成人うつ病患者を対象として実施された市販後臨床試験では，パロキセチン 20～40mg/日の12週間投与により，68％の患者が寛解（定義はハミルトンうつ病評価尺度［HAM-D］が7点以下）に達したことが示されている[2]．さらに投与12週後の用量別累積寛解率は，20mg/日が 55.1％，20～40mg/日が 68.3％であり[3]，40mg まで増量することにより寛解率が上昇したことは多くの患者が寛解に到達するためには患者ごとに症状の改善程度を適宜評価し，十分な治療効果を得られる用量まで増量することの重要性を示唆している．

2 不安障害を併存した患者への抗うつ効果

　疫学調査によれば，うつ病に不安障害が併存することも多い[4]．うつ病外来患者を対象とした調査によると，不安障害を併存していた割合は，社交不安障害が 32.7％，全般性不安障害が 20.0％，パニック障害が 15.7％，心的外傷後ストレス障害が 11.3％，強迫性障害が 8.7％であり[4]，日常診療の中でも不安障害を併存したうつ病患者が比較的多い．不安障害の併存は，うつ病の治療抵抗性に関連する因子であり，うつ病の予後を悪化させる要因の1つであるとされている[4]が，上記した市販後臨床試験において不安障害を併存したうつ病患者に対しても，パロキセチンは経時的にうつ症状を改善している（HAM-D 合計スコアが 23.3 から 8.36 へ減少）[2]．

5. SSRI　（2）パロキセチン

✐ コラム
うつ病遷延化の要因とその対応

　うつ病遷延化の要因には，不安障害の併存のほか，アルコール乱用や依存症の併存，身体疾患の併発なども挙げられ，これらの可能性も見据え，診断・治療することが重要である．また，エピソード再発数が多い（4回以上），気分障害の家族歴，若年発症，過眠などが見られた場合には，双極性障害のうつ病相（双極うつ病）の可能性も考慮する必要がある．双極性障害と診断された場合には，抗うつ薬のみによる治療は推奨されておらず，早急に双極性障害治療薬中心の治療に移行する必要がある．

　また，患者の周囲をとりまく環境の影響も大きい．職場の上司の無理解や家庭での配偶者との関わり方などに改善がなければ，症状の回復に手間取り，回復後も再燃・再発へつながることから，職場環境や家庭環境の調整も含めた対応が必要となる．また，現代の若者によく見られるいわゆる「現代型うつ病」の場合も，うつ病遷延化につながる可能性がある．この場合，休息よりも日常生活の中で生活リズムを整えることを続けながらレジリアンスを最大限発揮できるように，認知療法的なアプローチを中心として背中を少し押してあげるような対応も必要である．

3 うつ病の再燃・再発抑制効果とQOL改善効果

　うつ病は，症状からの回復過程や回復後においても再燃・再発リスクの高い疾患であり，長期間の治療が推奨される慢性疾患である．また，社会復帰を考えるうえでQOLを改善することも極めて重要である．これらのことからパロキセチンの再燃・再発抑制やQOL改善に対する効果を紹介する．

（1）パロキセチンによるうつ病再燃・再発抑制効果

　パロキセチンの1年間の長期投与によるうつ病の再燃・再発抑制効果が無作為化プラセボ対照二重盲検比較試験において検討されている[5]．過去4年間に2つ以上の大うつ病エピソードを有し，8週間のパロキセチン治療に反応した患者135例をパロキセチン（20〜30mg/日）群とプラセボ群に無作為に割付けた後，1年間での再燃・再発率はパロキセチン群では16%（11/68例），プラセボ群では43%（29/67例）となり，プラセボに対して有意に再燃・再発が少なかった．さらに再燃・再発までの期間も有意に延長しており，パロキセチンによるうつ病の再燃・再発抑制効果が確認されている．

（2） パロキセチンによる QOL 改善効果

パロキセチンの特徴として，本邦において QOL 改善効果が示されていることも挙げられる．本邦のうつ病患者を対象にした市販後臨床試験において，パロキセチン治療による健康関連 QOL の改善効果が検討されている[2,3]．評価に用いられた質問票（SF-36）は QOL 評価において国際標準といえる包括的尺度であり，SF-36 の精神的健康度に関する 4 つの下位尺度である「活力」「社会生活機能」「日常役割機能」「心の健康」を主要評価項目としている．

パロキセチン（20〜40 mg/日）を 12 週間投与することにより，投与前と比較しいずれの QOL スコアも有意に増加しており，パロキセチンによる QOL 改善効果が示されている．さらに QOL スコアの変化を，うつ症状の改善度別［HAM-D が 50％未満改善，50％以上改善（反応），7 点以下まで改善（寛解）］に分けて比較している[3]．いずれの下位尺度も HAM-D の改善度が高いほど QOL スコアも上昇したが，中でも社会生活機能で顕著に示されているように国民標準（値）に近い状態まで QOL（スコア）を回復させるためには，反応レベルにとどまらず寛解まで達する必要があることも示

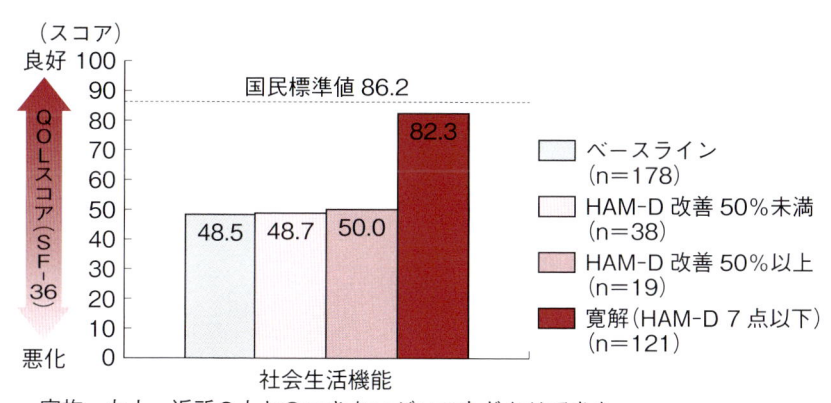

図 11 パロキセチンの QOL 改善効果

SF-36: Medical Outcome Study Short-Form 36-Item Health Survey
国民標準値：全国より 4,500 人の 16 歳以上の住民に対して SF-36 を実施した日本人の標準的なスコア
（石郷岡純．臨床精神薬理 2006; 9: 1407-23 より改変引用）

5. SSRI　(2) パロキセチン

唆されている (図 11). うつ病により障害された社会生活や日常生活の機能を十分に回復するためには，寛解を目指す治療が必須である.

4 他の抗うつ薬との有効性比較

抗うつ薬の有効性を比較する方法として，複数の臨床試験の結果を統合するメタアナリシスの結果をもとに比較する手法が挙げられるが，どのような臨床試験を解析対象とするかにより得られる結果が異なる場合がある. 図 12 は，Cipriani らによる 12 の抗うつ薬に関する直接比較試験を対象としたメタアナリシスをもとにした有効性のランキングと，Turner らによる米国食品医薬品局 (FDA) に登録されたプラセボ対照比較試験を対象としたメタアナリシスをもとにした有効性ランキングを比較したものである (現在日本で使用可能な抗うつ薬のうち，両メタアナリシスの解析対象となった抗うつ薬を抜粋した). パロキセチンの有効性ランキングは Cipriani らのメタアナリシスでは第 7 位であるが，Turner らによるメタアナリシスでは最も有効性の高い薬剤に位置している. 同様に他の抗うつ薬についてもランキングの変動が認められる.

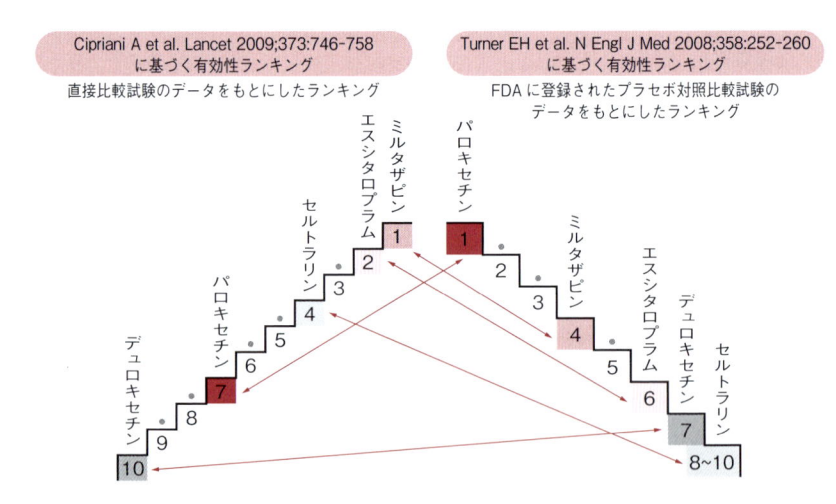

図 12　抗うつ薬*の有効性ランキング

*現在日本で使用可能な抗うつ薬のうち両メタアナリシスの解析対象となった抗うつ薬のみ抜粋

(Ioannidis JP. Lancet 2009; 373: 1759-60 より作図)

抗うつ薬の有効性を比較するうえで，試験結果が positive であった試験は出版されやすいという出版バイアスの影響も無視できない．Turner らは図 12 のランキングの元となった FDA に登録されたプラセボ対照試験を対象とした（つまり出版バイアスを取り除いた）メタアナリシス結果とともに，出版された試験のみに限定したメタアナリシスも実施し，それらの結果を比較している．解析対象となったいずれの抗うつ薬も出版された試験のみを解析対象としたメタアナリシスの結果のほうがエフェクトサイズが増加していたことから，抗うつ薬の有効性を評価するうえでの「出版バイアス」の影響について言及している．出版バイアスの影響により有効性の評価が難しくなることにも注意してメタアナリシスの結果をみることも重要である．

3 使用にあたって留意すること

1 代表的な副作用

パロキセチンの市販後調査の総括報告から代表的な副作用を紹介する．発売以来，6 年間に実施された使用実態下における調査および市販後臨床試験における合計 4,363 例が安全性解析対象症例となっている[6]．

発現頻度の最も高い副作用は悪心，ついで傾眠であった．最も多くの症例を集積した使用成績調査（3,231 例）における副作用発現率は 15.5％（501 例）であり，悪心の発現率は 4.86％，傾眠の発現率は 3.68％であった．副作用の多くは投与開始から 2 週間以内に発現しており，使用成績調査における投与開始 1 週間以内の発現率は 58.3％（292/501 例），2 週間以内の発現率は 72.9％（365/501 例）であった．また，長期投与に特有の副作用は認められていない．使用成績調査において，重篤な副作用は 12 例 18 件報告され，主な症状は浮動性めまい（4 件），悪心（2 件）などであった．また副作用発現率は年齢，初回 1 日投与量，最大 1 日投与量や併用薬の有無によらずほぼ一定とされる[6]．

英国の SSRI 処方例調査において比較的副作用が発現しやすい高齢者におけるフルボキサミン，fluoxetine，パロキセチン，セルトラリンの全体的な副作用発現プロファイルを比較しているが，悪心・嘔吐の頻度がフルボキサ

ミンにおいて高い傾向があったほかは類似した結果となっている[3]．

2 薬物相互作用

　パロキセチンは，主にCYP2D6で代謝され，同時にCYP2D6の阻害作用をもつ．このため，ピモジド（併用禁忌），フェノチアジン系抗精神病薬（併用注意）などCYP2D6で代謝される薬剤との併用時には相互作用への注意が必要である．

　一方，SSRIと併用されることが多いベンゾジアゼピン系抗不安薬の主な代謝はCYP3A4によるものであり，パロキセチンとベンゾジアゼピン系抗不安薬との相互作用の可能性は低いと考えられる．実際代表的なベンゾジアゼピン系抗不安薬であるアルプラゾラム使用患者の投与後の血漿中濃度に関して，パロキセチン併用の有無による影響はなかったと報告されている[6]．

3 賦活症状

　賦活症状は，1990年にfluoxetine服用例の自殺念慮が報告されて以降注目されるようになったが，いまだに明確な定義はない．2004年に発表されたFDAによるTalk Paperでは，不安，焦燥，パニック発作，不眠，易刺激性，敵意，衝動性，アカシジア，軽躁，躁の10症状が挙げられており，その中で抗うつ薬治療中の成人・小児におけるうつ状態の悪化および自殺傾向に，賦活症状が関与している可能性が指摘されている[7]．本邦においても現在，スルピリドを除いた全ての抗うつ薬の添付文書の使用上の注意において『不安，焦燥，興奮，パニック発作，不眠，易刺激性，敵意，攻撃性，衝動性，アカシジア/精神運動不穏，軽躁，躁病等が現れることが報告されている．また，因果関係は明らかではないが，これらの症状・行動を来した症例において，基礎疾患の悪化または自殺念慮，自殺企図，他害行為が報告されている．患者の状態および病態の変化を注意深く観察するとともに，これらの症状の増悪が観察された場合には，服薬量を増量せず，徐々に減量し，中止するなど適切な処置を行うこと』と注意喚起されている．本邦において実施された新規に抗うつ薬を3カ月間処方された外来患者729例における医療記録のレトロスペクティブ解析では，賦活症状の発現率は4.3％であった[8]．さらに種々の患者背景からその予測因子を検討したところ，パロキセ

チンなどの抗うつ薬の種類による発現率の違いはみられず，パーソナリティ障害を有することのみが統計学的に有意な予測因子であった．またグラクソ・スミスクライン社が実施したパロキセチンと実薬を比較した成人を対象とした全臨床試験における投与中の敵意関連事象の発現率について集計した結果では，パロキセチンでの発現率は 0.3％，比較対照薬全体（三環系抗うつ薬，パロキセチン以外の SSRI，四環系抗うつ薬，ベンゾジアゼピン系抗不安薬，その他の抗うつ薬が含まれる）では 0.4％であり，有意差は認められていない[7]．

コラム

賦活症状にまつわる話題

　賦活症状は抗うつ薬の服用開始後早期に発現するが，抗うつ薬を中止すれば症状は改善する．パーソナリティ障害を有する患者や若年患者において発現しやすいとされる．基本的な予防策としては，抗うつ薬の投与を低用量から始めて，慎重に漸増することである．また，症例によっては，治療開始時から最長 6 週間ベンゾジアゼピン系抗不安薬を併用する対処法も考えられる．一方，賦活症状が発現したように見えても，実際はうつ病や併存症そのものの増悪により賦活症状様の症状が現れている場合がある．この場合は，投与初期を過ぎてから発現することが多く，抗うつ薬をむしろ増量することで症状が改善することがある．抗うつ薬投与後に不安や不眠が悪化した場合，賦活症状なのか，うつ病の症状悪化であるのか判断に難しいことも多いが，まず抗うつ薬を中止して経過を観察することでヒントが得られる．症状が悪化する場合は賦活症状ではないと考えられ，抗うつ薬を慎重に再投与する．

　近年，抗うつ薬による攻撃性の話題など有害事象を大きく取り上げる報道が増えたこともあり，患者側が向精神薬の副作用に非常に神経質になっている傾向もあることから，疾患や治療について伝える際に細やかな配慮が求められている．また，医師側も，抗うつ薬の処方やその増量に対してつい腰が引けてしまう傾向も否めないが，必要な患者には十分な用量を十分期間投与するという基本原則を忘れないことも重要である．

5. SSRI　（2）パロキセチン

4 妊産婦への投与

　妊娠中にうつ病を経験する割合は14～23％に上るとされており，妊産婦のうつ病，および抗うつ薬の服用による有害な転帰として，（特に早期の）流産，胎児の成長の抑制，早産，新生児への影響などが挙げられる[9]．パロキセチンの添付文書では，『妊婦等：妊婦又は妊娠している可能性のある婦人には，治療上の有益性が危険性を上回ると判断される場合にのみ本剤の投与を開始すること．また，本剤投与中に妊娠が判明した場合には，投与継続が治療上妥当と判断される場合以外は，投与を中止するか，代替治療を実施すること』との使用上の注意喚起がされている．

　2009年に米国精神医学会（APA）と米国産科婦人科学会（ACOG）による共同レビューにおいて，妊婦および胎児に及ぼす抗うつ薬曝露のリスク評価がなされたが，SSRIに関して，特定の催奇形性リスクを支持する一貫した情報は示されていないと結論されている[9]．

　臨床現場において抗うつ薬治療中の患者が妊娠した場合，患者とともにその対処に悩むことも多いが，上記共同レビューでは患者の状況を，①妊娠を計画しており抗うつ薬治療を受けている，②大うつ病エピソードにある妊婦で抗うつ薬治療を受けていない，③大うつ病エピソードにある妊婦で抗うつ薬治療を受けている場合に分けて，3種類の妊娠管理アルゴリズムを発表している．アルゴリズムの詳細は文献を参考にされたい．なおこの共同レビューの中で妊娠可能な女性がパロキセチンを服用していた場合，受胎前にパロキセチンから他のSSRIへ切り替えるべきかという問いに対する見解が示されている．すべての女性のための普遍的な回答は存在しないとしたうえで，他剤使用歴がない場合に切り替えが妥当となる可能性があること，ただし，切り替えには常に再燃のリスクが伴うこと，他剤が無効でパロキセチンが有効な場合は切り替えを正当化できない，としている．

5 中止後症状

　中止後症状は，SSRIだけでなく，すべての抗うつ薬の減量時または投与中止時に発現するめまい，悪心・嘔吐など多彩な症状をさす[10]．ほとんどは軽度，かつ一過性である．三環系抗うつ薬が主流だった時代からすでに中止後症状に関する報告はあったが，SSRIが治療の主流になると報告が増加

し，注目されるようになった[10]．

　抗うつ薬の服薬を突然中止することは中止後症状のリスク因子と考えられており，有効な対策は漸減中止することである．Himei らの報告においてもパロキセチンを突然中止した場合の中止後症状発現率は 33.8％であったが，2 週ごとに 10mg/日ずつ漸減した場合では 4.6％に低下している[10]．

　パロキセチンの中止にあたっては，数週間〜数カ月かけて，維持用量から 10mg/日ずつの減量を行い，また，必要な患者に対しては最近発売された 5mg 錠を有効に活用してよりゆるやかな減量を行い中止することが重要である．中止後症状は，患者の自己判断による突然の服薬中止により発現する場合も多い．適正な服薬中止方法について，あらかじめ患者に指導しておくことも求められる．

4 症例

　23 歳　男性　反復性うつ病

　15 歳時，抑うつ気分，興味・喜びの減退，意欲低下，不眠などの目立つ大うつ病エピソードを発症．それまで水泳部のキャプテンとして部員の信頼も篤かったが，現病発症のため，大会出場を断念した．16 歳時，近医 A クリニックを受診し，抗不安薬主体の治療を受けたが 1 年間遷延し，高校を中退し，その後大学検定予備校に通い始めた．17 歳時に B クリニックに転医し，ミルナシプラン 50mg/日を処方され 1 カ月ほどしたところ，「急に元気になった」と言いだし，睡眠欲求の減少も見られる状態が 2〜3 日みられた．ミルナシプランは中止とされた．その後ミアンセリン 60mg/日などで治療するもうつ状態はさらに 1 年間遷延した．

　その後，パロキセチンに変更され同剤の 20mg/日で寛解状態となり，大学入学を果たした．しかし大学入学後，20 歳時と 21 歳時に数カ月間持続する大うつ病エピソードを経験した．それぞれ パロキセチン 20mg/日により寛解となった．22 歳時の秋になり，再びうつ状態となり，パロキセチン 20mg/日が処方されたものの，改善が見られないためセカンドオピニオンを希望し，A 病院を受診した．病歴ならびに光トポグラフィーの所見から双

極II型障害が疑われた．そのためBクリニックでは，パロキセチンが中止とされ，ミルタザピン15mg/日に変更された．眠気が強く，改善が見られないとのことで，23歳時の2月にセカンドオピニオンならびに転医目的で著者のもとを初診した．双極II型障害の可能性は否定できないものの大うつ病性障害と考え，パロキセチンを再開とした．10mg/日より開始し，40mg/日まで漸増したところ，4月には完全寛解に達した．その後も同量を維持として，現在までの1年間完全寛解を維持し，就職が決定したところである．

本例は，これまでパロキセチン20mg/日で寛解となっていたが，今回のエピソードでは同量で改善が見られないことからセカンドオピニオンを希望し，その際に双極II型障害が疑われたため，パロキセチンが中止された例である．若年での発症，反復する大うつ病エピソード，極く短期間ではあるが（軽躁病エピソードを満たすには至らない）閾値下の軽躁状態の存在などから潜在する双極性障害（双極スペクトラム障害）も否定できないものの，治療的にはこれまで有効であったパロキセチンを十分量，十分期間使用することが重要と考え，寛解に達した例である．双極性bipolarityの見逃しは問題であるが，双極性を過剰に評価し，抗うつ薬を十分量使用しないことが寛解達成を妨げうることを示唆する症例であると考えられた．

おわりに

パロキセチンは本邦における代表的なSSRIであり，うつ病・うつ状態のみならず，各種不安障害にも広く適応を有する．本邦のうつ病患者に対する抗うつ効果，抗不安効果，QOL改善効果が示されており，うつ病を克服し社会復帰を目指すうつ病患者にとって選択されるべき抗うつ薬の1つであることに疑問の余地はないであろう．

●文献
1) Owens MJ, Knight DL, Nemeroff CB. Second-generation SSRIs: human monoamine transporter binding profile of escitalopram and R-fluoxetine. Biol Psychiatry. 2001; 50: 345-50.
2) 青葉安里，元山英勝，井尻章悟，他．うつ病又はうつ状態の患者を対象とした塩酸パロキセチン水和物の健康関連QOLの検討（第2報）—何が健康

関連 QOL 改善に寄与したのか―. 臨床精神薬理. 2005; 8: 1063-75.
3) 石郷岡純. SSRI によるうつ病治療の現状と留意点. 臨床精神薬理. 2006; 9: 1407-23.
4) 坂元 薫. 社交不安障害とうつ病. 精神科. 2010; 17: 134-40.
5) Montgomery SA, Dunbar G. Paroxetine is better than placebo in relapse prevention and the prophylaxis of recurrent depression. Int Clin Psychopharmacol. 1993; 8: 189-95.
6) 上島国利, 中村 純, 坪井康次, 他. 塩酸パロキセチン水和物の有効性・安全性の総括―市販後調査より―. 臨床精神薬理. 2007; 10: 1045-61.
7) 中村 純. 抗うつ薬の潜在的有害事象―賦活症状を中心に―. 最新精神医学. 2011; 16: 459-66.
8) Harada T, Sakamoto K, Ishigooka J. Incidence and predictors of activation syndrome induced by antidepressants. Depress Anxiety. 2008; 25: 1014-9.
9) Yonkers KA, Wisner KL, Stewart DE, et al. The management of depression during pregnancy: a report from the American Psychiatric Association and the American College of Obstetricians and Gynecologists. Obstet Gynecol. 2009; 114: 703-13.
10) 石郷岡純, 伊豫雅臣, 神庭重信, 他. Antidepressant Discontinuation Syndrome [SSRI を中心に]. 1 版. 東京: エムディエス; 2007. p.1-55.

〈坂元 薫〉

5 SSRI

(3) セルトラリン

　現在では，軽症から中等症のうつ病に対する薬物療法は選択的セロトニン再取り込み阻害薬（以下，SSRI），セロトニン・ノルアドレナリン再取り込み阻害薬（以下，SNRI）が中心となっている．これらの薬剤は従来の三環系や四環系抗うつ薬と比較して安全性が高く副作用も少ないのが特徴である．現在我が国で使用可能なSSRIはフルボキサミン，パロキセチン，セルトラリン，エスシタロプラムの4種類である．SSRIは同じ薬効に分類されていても，化学構造や薬理学的特性，受容体への親和性が各薬剤で異なる．したがって，個々の薬剤のプロフィールを十分に理解したうえで薬剤選択をすることが重要である．

　本稿ではセルトラリンにおける薬理学的特性，臨床効果の特徴，有害事象に関して概説し，最後に典型的な症例報告を掲示する．

1 薬理学的特性

　セルトラリンは半減期がパロキセチンやフルボキサミンに比べて長く22〜24時間であり，1日1回投与で効果を維持でき，1週間以内に血漿薬物濃度が定常状態に達する．また，投与量と血漿中濃度がパロキセチンやフルボキサミンでは非線形性を示すのに対して，セルトラリンでは線形性を示すことが特徴であり，投与量から血中薬物濃度が予想しやすい．我々が行った研究からもセルトラリンの投与量と血中濃度の関係について線形性であることが示された（図13）[1]．

　次に薬物相互作用に関して説明する．セルトラリンは他のSSRIと比較し，肝薬物代謝酵素であるチトクロームP450（CYP）に対する影響が少ないため，薬物相互作用は少なく身体合併症を有する患者にも投与がしやすい

薬物の一つである．しかし，CYP2D6 は軽度阻害するため三環系抗うつ薬との併用，あるいは三環系抗うつ薬からセルトラリンに置換するときには，三環系抗うつ薬の濃度を上昇させる可能性がある．さらに，CYP3A4 を軽度阻害することから，アルプラゾラム，トリアゾラムなどの抗不安薬や睡眠薬の濃度を上昇させることがある．さらに，CYP3A4 で代謝されるため，グループフルーツジュースの飲用がセルトラリンの血中濃度を上昇させるので注意が必要である．また，セルトラリンは血漿蛋白結合率が 98.5％と高いため，ワルファリンとの併用時には非結合型ワルファリンが増加し，出血傾向となることがあり，注意が必要である．

モノアミントランスポーターの親和性に関して，セルトラリンは他の SSRI に比べてドパミンの再取り込み阻害作用が強いことが知られている．そのため臨床上もセロトニン神経系だけではなく，ドパミン神経系へも作用することで抑うつ症状の改善が期待されている[1]．

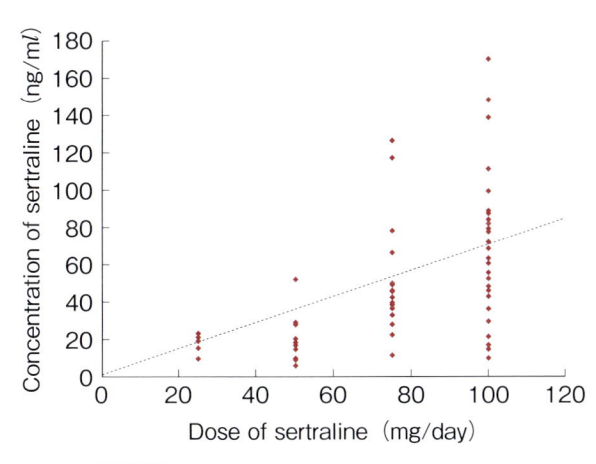

図 13　セルトラリンの投与量と血中濃度

5. SSRI　(3) セルトラリン

2　臨床効果の特徴

　12種類の新規の抗うつ薬を meta-analysis した MANGA study（Meta-analysis of new generation antidepressants study）では有効性と忍容性が最も高かったのがセルトラリンとエスシタロプラムであり，中等度から重度の大うつ病の治療開始時の選択肢の1つであると示されている[2]．このように，新規の抗うつ薬に関する臨床効果に関する報告は多数示されているが，実際の臨床場面において「うつ病」と診断を付けた場合に，どの抗うつ薬を選択するのかに関しては判断に迷う場合が多い．その患者の年齢，性別，うつ病に対する過去の治療歴，臨床症状，身体合併症の有無，セルトラリンの選択が有利と考えられる患者について以下に述べる．

　まず，年齢に関しては高齢患者に対しては使いやすい薬物の一つと言える．高齢のうつ病患者では身体合併症やその治療薬も多く内服しているため，抗うつ薬投与により副作用症状が発現しやすい．特に三環系抗うつ薬は抗コリン作用や心血管系の副作用を発現することがあり，投与は慎重に行わなければならない．セルトラリンは薬物相互作用が少なく，抗コリン作用が少ないことなどから，高齢者に対して使いやすく，我が国の報告からも高齢患者に対して有効性，安全性が高いことが示されている[3]．また，アルツハイマー型認知症の患者では認知機能の低下とともに抑うつや不安などの認知症の周辺症状を伴うことがある．アルツハイマー型認知症でドネペジル内服中の患者に対して，上記の周辺症状を有意に改善したとの報告もある[4]．

　次に，性別からは女性患者を推奨する．高齢女性に対しても前述の理由から適してはいるが，若い女性におけるセルトラリンの利点を述べる．うつ病治療中に，高プロラクチン血漿の有害事象を認めた場合に，切り替えの選択肢に以下の理由からセルトラリンを推奨する．薬理学的特性の項目で述べたように，セルトラリンはドパミンの遊離を促進し，プロラクチンへの影響が少ないことが知られている．健常者を対象にした研究において，血漿プロラクチン濃度が上昇しなかったことが報告されていることや，Stahl[5] もセルトラリンの特徴としてプロラクチンへの影響が少ないことを述べている．ま

た，若い女性の治療中には妊娠のことを念頭におく必要がある．妊娠中は，一般的には抗うつ薬の使用は推奨されず，特に妊娠初期の使用は控えるべきである．しかし，母親の抑うつが重篤な場合には，胎児への影響と母親への治療必要性のリスク・ベネフィットを十分に考慮したうえで抗うつ薬を継続投与する場合もある．セルトラリンは産後うつ病に効果を認めることや乳汁への移行が少ないことも知られている．

　臨床症状に関して言えば，我々はSSRIとSNRIのカテコールアミン神経系への影響と治療反応性に関する検討を行い，フルボキサミンとパロキセチンはノルアドレナリンの代謝産物である血中MHPG濃度が高く，不安や心気症状が前景の症例に対して有効性が高いこと，ミルナシプランは治療前の血中MHPG濃度が低く，精神運動静止症状が前景のうつ病患者に対して有効性が高いことを明らかにした．この結果は，SSRIとSNRIとの使い分けが血中MHPG濃度の基礎値から可能であることを示唆している．我々はセルトラリンでも同様の検討を行ったところ，抑うつ状態が改善した反応群は非反応群と比較してドパミンの代謝産物である血中HVA濃度の基礎値が有意に低値であった．また抑うつ状態（特に精神運動制止症状と消化器系の症状）の改善とHVAの間に有意な正の相関を認めた．これらの結果はセルトラリンがドパミン神経へも影響を及ぼすことで抑うつ状態（特に精神運動制止症状，消化器系の症状）を改善している可能性を示唆する[1]．

　最後に身体合併症で言及すると，心血管系の障害を合併する患者に対して有利であると言える．急性冠症候群の患者でうつ病を合併すると死亡率が上昇することや，心筋梗塞後の患者がうつ病をきたしやすいことが知られている．その背景にはセロトニンの低下による血小板の凝集能の亢進やサイトカイン系の亢進など免疫系の異常，自律神経系の不安定さなどがうつ病と心血管障害の共通因子として関与していると考えられている．Serebruanyら[6]は急性冠症候群後のうつ病患者で，抗血小板薬の投与の有無にかかわらず，セルトラリンの投与が血小板/血管内皮活性を低下させたと報告している．また，心筋梗塞後のうつ病患者では，セルトラリンを含むSSRIを投与された症例は，心疾患の再発率と死亡率が有意に低下したとの報告もある[7]．すなわち，心血管系の障害を合併したうつ病患者に対してセルトラリンは有効性が高く安全な薬物と考えられる．特にセルトラリンの抗コリン作用の少な

さは大きな利点である．注意点としては，先述したように非結合型ワルファリンが増加するため，ワルファリンの投与量の変更が必要になる可能性があり，内科医との連携が重要になる．

3 有害事象

　SSRIは従来の抗うつ薬と比較すると嘔気などの消化器症状が多いことが報告されている．服用によって増加したセロトニンが中枢および消化管における5-HT$_3$受容体を刺激するためと考えられている．消化器症状のなかでも，パロキセチンでは抗コリン作用のため便秘を認めることが多いが，セルトラリンは下痢の頻度が高いのが特徴的である．

　SSRIのなかでもセルトラリンは中断症候群の出現頻度は少ないと報告されているが，その出現には十分注意する必要があり，慎重に減量や中止は行うべきである．注意は必要である．

　うつ病患者では抑うつ状態から性機能が低下することがあるが，SSRIが性機能障害を惹起することもある．わが国では診察場面で，患者が性機能障害を話題にすることを躊躇することが多いために，SSRIによる性機能障害が過小評価されている可能性がある．

　SSRI投与初期あるいは用量変更時にみられる中枢神経刺激症状として賦活症状が知られている．症状としては不安，不眠，アカシジア，躁状態，敵意，衝動性，希死念慮などがみられる．SSRIを含めた抗うつ薬使用による自殺関連事象の報告において，自殺関連事象の発現率は，セルトラリンは0.44％であった（SSRI全体では1.53％）．賦活症状の発現時期は投与初期が多く，その出現を抑うつ症状の悪化と見誤り投与量の増量を行うことは避けるべきである．

　SSRIはセロトニンを上昇させることでセロトニン系，ドパミン系の相互作用からドパミンの低下をきたし錐体外路症状を認めることがある．セルトラリンでも振戦やアカシジアの報告がある．

4 症例報告

症例: 70歳　女性.
主訴: 不安でしょうがない，食欲がない.
生活歴: 結婚後は専業主婦，夫は認知症の進行のため施設に入所し独り暮らし．2人の娘が近所に住んでいる．
既往歴: 60歳：高血圧（降圧薬内服あり），67歳：狭心症．
現病歴: X-4年，夫が病気がちになり，介護が必要になった．X-3年，狭心症を指摘され，内服薬開始となるが，同時期より自分の健康に自信が持てなくなった．X年5月，次女の引っ越し，夫の施設への入所が重なり，全身倦怠感，食欲不振，不安感が増悪した．X年8月，A精神科診療所通院開始となった．抗うつ薬内服開始（三環系抗うつ薬）となっていたが症状は改善せず経過していた．X年12月当科へ紹介受診し入院となった．
入院時現症: 表情は乏しく暗い．食欲は低下し，1カ月で4kgの体重減少あり．睡眠は入眠困難があり，熟眠感がない．不安な様子で，副作用など薬に対する質問が多い．
入院時検査: ハミルトンうつ病評価尺度17項目版（Ham-D）：21点，Beck self Rating scale：27点．
入院後経過: 前医からの抗うつ薬から徐々に変更する予定でセルトラリン25mgから開始した．抑うつ状態，不安感は徐々に軽減した．「足がふらふらする」「頭，胸がチクチクする」といった身体的な訴えは軽減した．セルトラリン100mgまで徐々に増量し副作用の出現もなく経過した．症状は改善し2カ月後には退院となった．その後も寛解状態を維持し経過している．
考察: 本症例のように心血管系の既往があり，心気的な訴えが多く副作用に対して敏感な高齢者のうつ病患者に対しては，セルトラリンの選択が好ましいと考えられる．セルトラリンの特徴である，抗コリン性の副作用が出現しにくいこと，薬物相互作用が少ないことなどがその理由とし

てあげられる．また，投与初期に嘔気の消化器症状が出現しにくく，ドパミンへの作用から食欲改善作用が期待されるため，食欲が低下した本症例には適していると考えられた．

むすび

セルトラリンの薬理学的特性，臨床効果の特徴，有害事象に関して述べた．セルトラリンはSSRIの中でも比較的有害事象の発現が少ないため，身体合併症を有する患者や高齢者に対しても比較的安心して使用できる薬物の一つと思われる．またドパミンの再取り込み阻害作用があるため，ドパミン神経系に作用することでうつ症状を改善する可能性がある．抗うつ薬の各々の薬理学的特性を周知し患者の病像や有害事象の発現に留意しながら使い分けを行うことが重要である．

● 文献
1) Umene-Nakano W, Yoshimura R, Ueda N, et al. Predictive factors for responding to sertraline treatment: views from plasma catecholamine metabolites and serotonin transporter polymorphism. J Psychopharmacol. 2010; 24: 1764-71.
2) Cipriani A, Furukawa TA, Salanti G, et al. Comparative efficacy and acceptability of 12 new-generation antidepressants: a multiple-treatments meta-analysis. Lancet. 2009; 373: 746-58.
3) 上島国利，青葉安里，山田通夫，他．塩酸セルトラリンの高齢者うつ病に対する臨床試験―高齢者に対する臨床的有用性および薬物動態の検討―．神経精神薬理．1997; 19: 569-85.
4) Finkel SI, Mintzer JE, Dysken M, et al. A randomized, placebo-controlled study of efficacy and safety of sertraline in the treatment of the behavioral manifestations of Alzheimer's disease in outpatients treated with donepezil. Int J Geriatr Psychiatry. 2004; 19: 9-18.
5) Stahl SM 著．仙波純一訳．精神科治療薬処方ガイド．東京：メディカルサイエンス・インターナショナル；2006. 462-8.
6) Serebruany VL, Glassman AH, Malinin AI, et al. Platelet/endothelial biomarkers in depressed patients treated with the selective serotonin reuptake inhibitor sertraline after acute coronary events, the sertraline antidepressant heart attack randomaized trial (SADHART) platelet substudy. Circulation. 2003; 108: 939-44.
7) Taylor CB, Youngblood ME, Catellier D, et al. Effects of antidepressant

medication on morbidity and mortality in depressed patients after myocardial infarction. Arch Gen Psychiatry. 2005; 62: 711-2.

〈中野和歌子,香月あすか〉

5 SSRI

(4) エスシタロプラム

　エスシタロプラムはデンマークの Lundbeck A/S で開発された抗うつ薬であり，選択的セロトニン再取り込み阻害薬（SSRI）に分類される．SSRI は各種モノアミン輸送担体の中でもセロトニン輸送担体に対する選択性がノルアドレナリンおよびドパミン輸送担体よりも高い薬剤の総称であるが，エスシタロプラムは SSRI の中でもセロトニン輸送担体（SERT）に対する選択性が高い薬剤であり，最も純粋な SSRI であると言える．また，エスシタロプラムは SERT に対するアロステリック効果を持つと言われており，効果・副作用の面で良好な作用をもたらすことが期待される．エスシタロプラムは国内，海外の臨床試験において優れた効果と高い忍容性が示されており，12 の新規抗うつ薬に対するメタ解析を実施した Cipriani らの報告では，有効性で 2 番，受容性で 1 番の薬剤と位置付けられている[1]．本稿ではエスシタロプラムの有効性，安全性プロファイルを踏まえて，本薬の使用方法について概説する．

1 効能，用法・用量

　本邦におけるエスシタロプラムの効能・効果は「うつ病，うつ状態」である（2011 年 9 月現在）．海外では大うつ病性障害の他に各種不安障害（社交不安障害，強迫性障害，パニック障害，全般性不安障害）や月経前不快気分障害（PMDD）の適応を有している．用法・用量は 1 日 1 回夕食後に 10mg を経口投与し，増量の際には 1 週間以上の間隔をあけ，1 日の最高用量は 20mg までとされている．

2 薬理学的特徴

1 薬効薬理

エスシタロプラムはモノアミン仮説に基づき，SERTにおけるセロトニン再取り込みを阻害することでシナプス間隙のセロトニンを増加させて薬効を発揮する．ラット脳シナプトソームにおけるモノアミン取り込み阻害作用において，エスシタロプラムは他のSSRIと比較してセロトニンの再取り込みをより選択的に阻害する（表5）．このことから，ノルアドレナリン，ドパミン神経由来の副作用が他のSSRIよりも少ないことが示唆された．この他，in vitroにおいて144の各種受容体，輸送担体に対するエスシタロプラムの結合能を検討しており，いずれも結合能をほとんど示さず，IC_{50} 値は1,000nmol/l より大きかったことが示されている[2]．

表5 ラット脳シナプトソームにおけるモノアミン取り込み阻害作用（8実験から得られた IC_{50} 値の対数平均値）

薬物	IC_{50} 値 (nmol/l) 5-HT	NA	DA	NA/5-HT 比率	DA/5-HT 比率
エスシタロプラム	2.1	2,500	65,000	1,200	31,000
フルボキサミン	3.8	620	42,000	160	11,000
パロキセチン	0.29	81	5,100	280	18,000
セルトラリン	0.19	160	48	840	250

5-HT：セロトニン，NA：ノルアドレナリン，DA：ドパミン

2 SERT占有率

エスシタロプラムを健常人に対して10mg/日を10日間投与した後の脳SERT占有率をSPECTにより検討した結果，約80%のSERT占有率を示し，その半減期は約130時間と推定されることが報告されている[3]（図14）．一般的に抗うつ薬はSERT占有率が80%となることで薬効を示すと言われていることから，エスシタロプラムは初期用量である10mg/日で十

5. SSRI　（4）エスシタロプラム

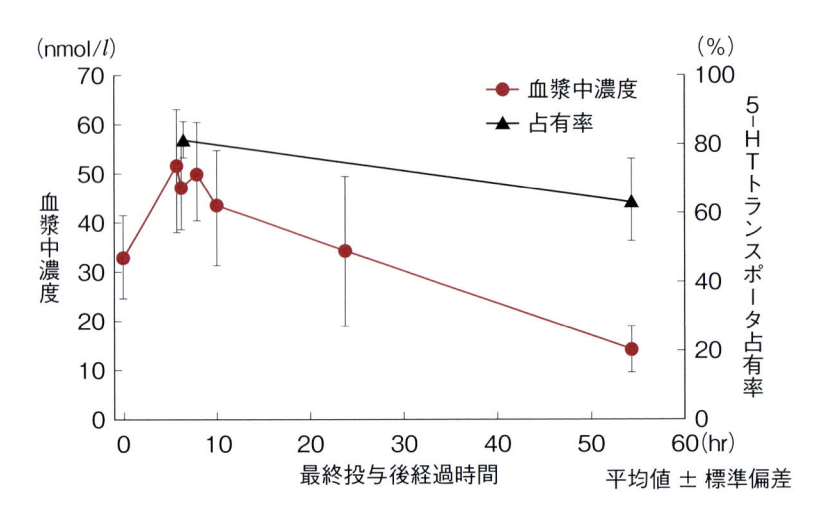

図 14 脳内 5-HT（セロトニン）トランスポーター占有率および血漿中エスシタロプラム濃度の推移（文献 3 より引用）

分に薬効を示すこと，そして SERT 占有率が徐々に低下することで投与終了後に起こる中止後症状は少ないことが示唆された．

3 アロステリック作用

アロステリック作用は一般的に酵素等の作用機序としてよく知られているが，エスシタロプラムは SERT に対してアロステリック作用を介し，セロトニン再取り込み阻害作用を増強することが示唆されている[4]．すなわちエスシタロプラムがセロトニン再取り込み阻害作用を示す高親和性結合部位に作用するだけではなく，高親和性結合部位の結合を調整する低親和性結合部位にも作用（アロステリック作用）することで，SERT の構造を変化させてエスシタロプラムと高親和性結合部位の結合安定化が起こっていると考えられている（図 15）．このように多くの抗うつ薬の中でもユニークな作用を持つエスシタロプラムは，CANMAT（Canadian Network for Mood and Anxiety Treatments）において ASRI（Allosteric Serotonin Reuptake Inhibitor）として分類されている．

5. SSRI　(4) エスシタロプラム

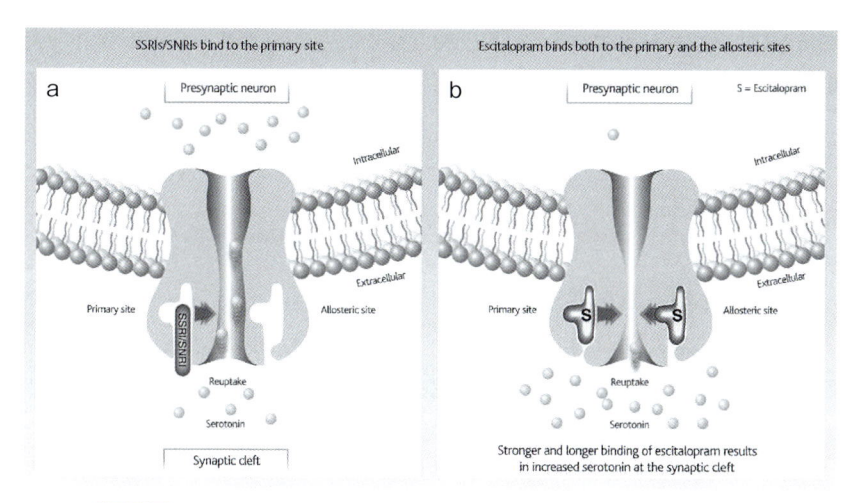

図 15 SERT への SSRI，SNRI およびエスシタロプラムの結合様式
(a)　SSRI/SNRI は SERT の主要部位に結合する．
(b)　エスシタロプラムは SERT の主要部位のみならずアロステリック部位にも結合する．アロステリック部位への結合はエスシタロプラムの主要部位への結合を延長する．

3　有効性

1　急性期効果

　本邦において，エスシタロプラムのうつ病に対する急性期効果が 8 週間のプラセボ・実薬対照試験で示されている．エスシタロプラム群はプラセボ群と比較して投与後 6 週から MADRS 合計点の変化量に有意な改善が示され，その効果は投与後 8 週まで維持した[2,5]．本邦におけるエスシタロプラムの至適用量は 10mg/日であるが，年齢・症状に応じて適宜増減し，最高用量として 20mg/日を超えない範囲で十分期間（4〜6 週間）投与し，効果を判定する．

2　再発予防効果

　海外において，エスシタロプラムのうつ病に対する再発予防効果が 52 週間のプラセボ対照試験で示されている．52 週間の累積再発率はプラセボ群

で 62.3%，エスシタロプラム群で 30.0% であった（ハザード比: 3.3, $p<0.001$, Cox 比例ハザードモデル）[2].

4 安全性

1 主な副作用

国内臨床試験における主な副作用を表 6 に示す．主な副作用は悪心，傾眠，頭痛，口渇，浮動性めまい，倦怠感，下痢，腹部不快感等であった．これらの副作用の多くは軽度もしくは中等度であり，無処置で消失したものであった．これらはいずれも SSRI 投与時に一般的に認められる事象であり，エスシタロプラムに特有の副作用は特にないと考えられる．

表 6 発現率 5%以上の副作用の一覧（国内臨床試験 4 試験）

副作用の種類	発現例数	発現率（%）
悪心	131	23.8
傾眠	129	23.5
頭痛	56	10.2
口渇	53	9.6
浮動性めまい	48	8.7
倦怠感	39	7.1
下痢	34	6.2
腹部不快感	32	5.8

2 中止後症状

国内プラセボ・実薬対照試験における中止後症状に関連する副作用を表 7 に示す．比較的頻度の高い事象は浮動性めまい，悪心，異常感，体位性めまい，嘔吐，頭痛等であった．いずれの事象も重度とされた事象はなく，全ての事象が追跡中に消失した．これらの症状を回避するために，投与を中止する際は漸減や隔日投与等の処置をとることが望ましい．

5. SSRI　（4）エスシタロプラム

表7　中止後症状に関連する副作用一覧（国内プラセボ・実薬対照試験）

	エスシタロプラム 10mg群(119例)			エスシタロプラム 20mg群(119例)			エスシタロプラム 併合群(238例)			パロキセチン群 (121例)			プラセボ群 (124例)		
	発現例数	発現率(%)	発現件数	発現例数	発現率(%)	発現件数	発現例数	発現率(%)	発現件数	発現例数	発現率(%)	発現件数	発現例数	発現率(%)	発現件数
中止後症状関連の副作用全体	14	11.8	14	16	13.4	23	30	12.6	37	19	15.7	32	10	8.1	11
浮動性めまい	5	4.2	5	10	8.4	10	15	6.3	15	10	8.3	11	4	3.2	4
悪心	2	1.7	2	2	1.7	3	4	1.7	5	5	4.1	5	4	3.2	4
異常感	2	1.7	2	1	0.8	2	3	1.3	4	0	0	0	0	0	0
体位性めまい	1	0.8	1	2	1.7	2	3	1.3	3	4	3.3	4	0	0	0
嘔吐	1	0.8	1	2	1.7	2	3	1.3	3	4	3.3	4	0	0	0
頭痛	2	1.7	2	1	0.8	2	3	1.3	3	1	0.8	1	0	0	0
下痢	0	0	0	2	1.7	2	2	0.8	2	2	1.7	2	1	0.8	1
易刺激性	0	0	0	1	0.8	1	1	0.4	1	3	2.5	3	1	0.8	1
倦怠感	1	0.8	1	0	0	0	1	0.4	1	1	0.8	1	0	0	0
緊張性頭痛	0	0	0	0	0	0	0	0	0	0	0	0	0	0	0
初期不眠症	0	0	0	0	0	0	0	0	0	0	0	0	1	0.8	1

3 注目すべき副作用

中枢神経系

　国内臨床試験における中枢神経系の主な副作用は傾眠，倦怠感，浮動性めまい等であった．発現率についてエスシタロプラム10mg/日群と20mg/日群で大きく異ならず，重症度についても特に差異はなかった．発現時期は多くの症例で投与1週未満に発現しており，投与継続中に回復または軽快していた[2]．中枢神経系の副作用に対する処置としては，エスシタロプラムや併用薬（抗不安薬，催眠鎮静薬等）の減量もしくは中止，また傾眠においては服薬時刻の調整などが有効と考えられる．

消化器系

　国内臨床試験における消化器系の主な副作用は悪心，下痢，腹部不快感等であった．発現率について用量依存的に増加する傾向は認められず，重症度はいずれも軽度もしくは中等度であった．発現時期は多くの症例で投与1週未満に発現していた[2]．消化器系の副作用は多くの場合無処置で発現後1〜2週間で消失するため，投与開始前に患者に対する十分な説明（1〜2週

間程度で消失することが多い等）を行い，処置が必要な場合はエスシタロプラムの減量，もしくは胃腸機能調整薬（ガスモチン等）を追加投与するとよい．

心血管系

海外で実施された綿密な QT 試験（Thorough QT 試験）において，エスシタロプラム 10mg/日，30mg/日（承認用量超）投与時の心電図 QT 延長作用を検討した．その結果，10mg/日では QT 延長作用はなかったが，30mg/日では QT 延長作用が認められた（ΔQTcNi 間隔の平均値：3.7〜9.7msec）．国内臨床試験における QT 延長の副作用は 550 例中 5 例（0.9％）に認められた．これより「肝機能障害患者，高齢者，遺伝的に CYP2C19 の活性が欠損していることが判明している患者（Poor Metabolizer）では，本剤の血中濃度が上昇し，QT 延長等の副作用が発現しやすいおそれがあるため，10mg を上限とすることが望ましい」と添付文書で注意喚起されている．したがって，リスクの高い患者に対して 10mg/日を超えて投与する際には，増量後に生じる不整脈等の副作用に注意を払い，心電図をモニターするとよい．不整脈等の副作用が認められた場合はエスシタロプラムや併用薬の減量・中止等の処置を講じる．

自殺関連，他害行為

エスシタロプラムの自殺関連の副作用（自殺既遂，自殺企図，自殺念慮，自傷行為，企図的過量投与）は国内臨床試験で数例に認められている．米国 FDA の抗うつ薬の自殺リスクに関するレビュー[6]によると，エスシタロプラムは自殺傾向および自殺行動ともにオッズ比は高値を示したものの，統計学的な有意差は認められず，他の SSRI におけるリスクを上回るものではないと思われる．ただし，うつ症状を呈する患者の多くは希死念慮があり，自殺企図の恐れがあるため，特に投与開始早期ならびに投与量を変更する際には患者の状態および病態の変化を注意深く観察する．また，自殺目的での過量服用を防ぐために，希死念慮のある患者には 1 回分の処方日数を最小限にとどめ，できる限り家族からの協力（情報提供等）を得るべきである．

エスシタロプラムの他害行為に関連する副作用（敵意，攻撃性等）は国内臨床試験で 6.0％に認められているが，プラセボ対照試験におけるエスシタロプラム群の他害行為に関連する副作用の発現頻度はプラセボ群と大きな差

異はなく，また発現した事象の重症度はほとんどが軽度または中等度であった[2]．ただし，これらの症状が現れた場合には，患者の状態および病態の変化を注意深く観察するとともに，エスシタロプラムの増量は避けて，必要に応じて減量，中止等の処置を講ずる．

性機能障害

エスシタロプラムの性機能障害に関連する副作用は国内で 3.1％に認められている（射精障害，リビドー減退，射精不能，勃起不全，射精遅延）が，いずれも軽度および中等度の事象であり用量依存的に増加するものではなかった．また，海外で実施された実薬対照試験においてエスシタロプラムと他の抗うつ薬と比較した結果，大きな差異はなかった[2]．しかし，性機能障害は患者から医療従事者に相談しにくい側面があり，その発現頻度は低く見積もられている可能性がある．また，性機能障害は服薬アドヒアランスに影響し，治療脱落に繋がる可能性が大きい．したがって医療従事者は患者との信頼関係の下に性機能障害の有無について問診し，これらの症状が認められた場合は患者とよく相談した上で，患者の生活の質を大きく改善する目的で必要に応じて減量，中止，投薬治療等の処置を講ずる．

5 薬物動態・薬物相互作用

1 薬物動態

エスシタロプラムは経口投与により速やかに吸収される．エスシタロプラムは主に肝臓の CYP 酵素系により代謝を受け（図16），そのまま，あるいはグルクロン酸抱合体として主に尿中に排泄される．In vitro の検討により，エスシタロプラムの代謝に関与する CYP 酵素は CYP2C19，CYP2D6 および CYP3A4 であることが明らかとなっている．この中で CYP2C19 については日本人の約 20％において活性が欠損しているため CYP2C19 EM（Extensive Metabolizer）と PM（Poor Metabolizer）の差異について検討を行っている．CYP2C19 EM および PM ともに，単回投与において投与量－最高血漿中濃度（C_{max}）もしくは血漿中濃度時間曲線下面積（AUC）との間で線形性を示した．C_{max} に関しては EM と PM との間で差異はな

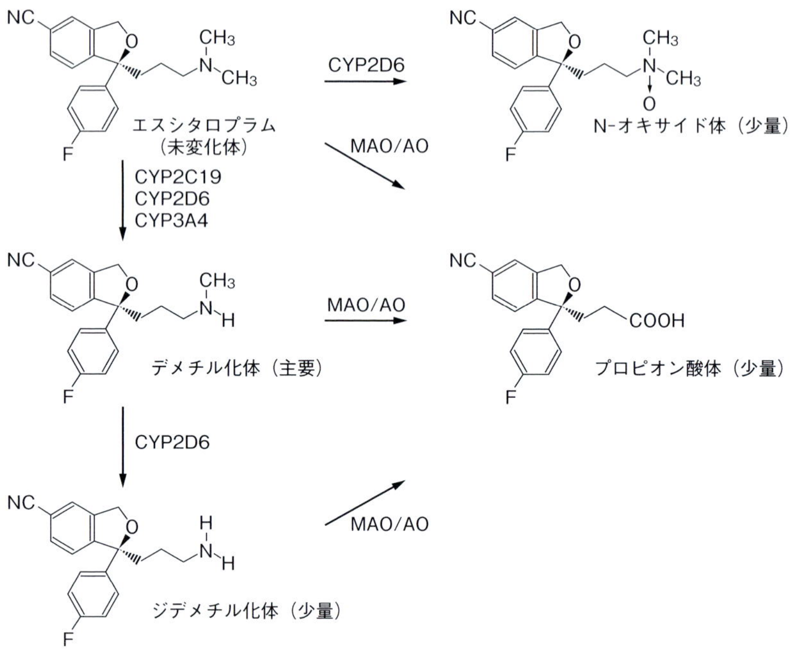

5. SSRI　(4) エスシタロプラム

図16 エスシタロプラムの推定代謝経路

かったが，AUC は約 2 倍であった．消失半減期は EM が 24.6〜27.7 時間，PM が 51.2〜55.8 時間であった．反復投与において EM，PM のいずれにおいても血漿中濃度は投与回数に従い徐々に上昇し，EM では投与 15 日目までに，PM では投与 19 日までにほぼ定常状態に達した．反復投与後における C_{max}，T_{max}，AUC，T1/2 はいずれも PM が EM の約 2 倍高値であった[2]．したがって，CYP2C19 PM であることが判明している患者についてはエスシタロプラム 10mg/日を上限とすることが望ましい．

2 薬物相互作用

　エスシタロプラムは健康成人に対して食事の影響を検討しており，絶食下または高脂肪食摂取後との間の薬物動態に生物学的同等性が認められている．また，各種薬剤との薬物動態に及ぼす影響を検討しているが，詳細はエスシタロプラムの添付文書を参照されたい．

　エスシタロプラムの肝代謝酵素（CYP）に及ぼす影響（阻害）について

表8 肝代謝酵素に及ぼす影響（in vitro）

被験物質	IC$_{50}$（μ mol/l，平均値，$n = 6$)					
	CYP1A2	CYP2C9	CYP2C19	CYP2D6	CYP2E1	CYP3A
エスシタロプラム	＞250	＞250	＞250	73	＞250	＞100
エスシタロプラムのデメチル化体	＞250	＞250	＞250	78	＞250	＞100
エスシタロプラムのジデメチル化体	＞250	25.7	12.1	121	＞250	＞100
シタロプラムのR-エナンチオマー	＞250	＞250	186	126	＞250	＞100

活性の指標とした酵素反応：フェナセチンのO-脱エチル化（CYP1A2），トルブタミドのメチル水酸化（CYP2C9），S-メフェニトインの4-水酸化（CYP2C19），デキストロメトルファンのO-脱メチル化（CYP2D6），クロルゾキサゾンの6-水酸化（CYP2E1），トリアゾラムのα-水酸化（CYP3A）

in vitroによる検討が行われており，その結果を表8に示す．エスシタロプラムおよびそのデメチル化体（代謝物）はCYP2D6に弱い阻害作用が認められたが，他の分子種に対する阻害は認められなかった[2]．これらのIC$_{50}$の値はエスシタロプラムの臨床血中濃度よりもかなり大きいため，臨床的に大きな問題となる可能性は低いと考えられるが，CYP2D6で代謝される薬剤との併用については念のために注意を払うべきである．

6 高齢者

国内の高齢者を対象とした長期投与試験では，エスシタロプラムの良好な有効性と忍容性が示されている．52週間の投与完了例における寛解率（MADRS合計点が10点以下の患者の割合）は77％であり，主な副作用は口渇，傾眠，悪心であった[2]．このプロファイルは同時に実施した成人を対象とした長期投与試験の成績と特に差異はなかった．また，海外における高齢者を対象としたプラセボ対照再燃予防試験において，プラセボに対して有意な再燃予防効果が示されており（再燃率：プラセボ群33％，エスシタロプラム群9％，カイ二乗検定：$p < 0.001$)[2]，エスシタロプラムは成人と同

様に高齢者においても高い有効性が期待できると考えられる．しかし高齢者は身体機能の低下による全身クリアランスの低下が想定され，海外における成人と高齢者を比較した薬物動態試験ではC_{max}およびAUCがそれぞれ1.34倍，1.50倍に上昇しているため[2]，高齢者に対しては10mg/日を上限とすることが望ましい．

7 妊婦・産婦・授乳婦

　エスシタロプラムのラセミ体であるシタロプラムは，妊娠マウスおよびラットによる検討で血液－胎盤関門を通過して胎児に移行することが考えられた[2]．したがって妊婦または妊娠している可能性のある婦人には，治療上の有益性が危険性を上回ると判断される場合にエスシタロプラムを投与すべきである．なお妊婦に関する海外情報（FDA，オーストラリア分類）において，いずれもカテゴリーCに分類されている．また，エスシタロプラムはヒト母乳中へ移行することが報告されているため，授乳婦へのエスシタロプラム投与時は授乳を避けさせるように指導する[2]．

8 身体合併症

　肝機能障害を有する患者に対する薬物動態試験において，エスシタロプラムのAUCは健康成人と比較して肝障害の程度に応じて高値を示し，T1/2が延長したことから[2]，エスシタロプラムの投与は10mg/日を上限とすることが望ましい．

　腎機能障害を有する患者はラセミ体のシタロプラムにおいて薬物動態試験が検討されており，腎機能が1/5まで低下した場合においても，推定された全身クリアランスの低下は約33％に過ぎない[2]．したがって，腎機能低下例については健常人と同様の用法・用量でよいと考えられる．

9 治療期間

　うつ病の初回エピソードの場合，再燃・再発を予防する目的で，寛解が得られた後少なくとも6～9カ月間は寛解が得られた用量で治療を継続すべきである．NICEガイドラインでは，最近2回以上のうつ病エピソードを有した患者やそのエピソード中に著しい社会機能の障害を認めた患者は，少なくとも2年間は抗うつ薬を継続するように推奨している．エスシタロプラムは前項で述べたとおり，優れた急性期の効果に加え，成人，高齢者問わず優れた再燃・再発予防効果を示している．したがって，患者の状態を注意深く観察しながらうつ病からの回復，そして社会復帰を目指してエスシタロプラムの投与期間を設定すべきである．

10 他剤からの置換

　確固たる方法は確立していないが，前薬の添付文書に従って漸減終了した後にエスシタロプラムへスイッチすることが望ましい．しかし，治療の緊急性等の理由により前薬を漸減終了できない場合は，患者の安全性に十分配慮した上でクロステーパー等の方法で置換する．

●文献
1) Cipriani A, Furukawa TA, Salanti G, et al. Comparative efficacy and acceptability of 12 new-generation antidepressants: a multiple-treatments meta-analysis. Lancet. 2009; 373: 746-58.
2) 持田製薬株式会社．レクサプロ®錠10mg申請資料概要：2011年4月（http://www.info.pmda.go.jp/shinyaku/P201100076/index.html）
3) Klein N, Sacher J, Geiss-Granadia T, et al. Higher serotonin transporter occupancy after multiple dose administration of escitalopram compared to citalopram: an [^{123}I]ADAM SPECT study. Psychopharmacology. 2007; 191: 333-9.
4) Montgomery SA. Escitalopramの上市．臨床精神薬理．2011; 14: 1283-90.

5) 平安良雄. Escitalopram の大うつ病性障害患者を対象とした用量反応・非劣性試験による有効性と安全性の検証－プラセボおよび paroxetine を対照とした二重盲検比較試験－. 臨床精神薬理. 2011; 14: 883-99.
6) Clinical Review: Relationship between antidepressant drugs and suicidality in adults (http://www.fda.gov/ohrms/ dockets/ac/06/briefing/2006-4272b1-01-FDA.pdf)

〈平安良雄〉

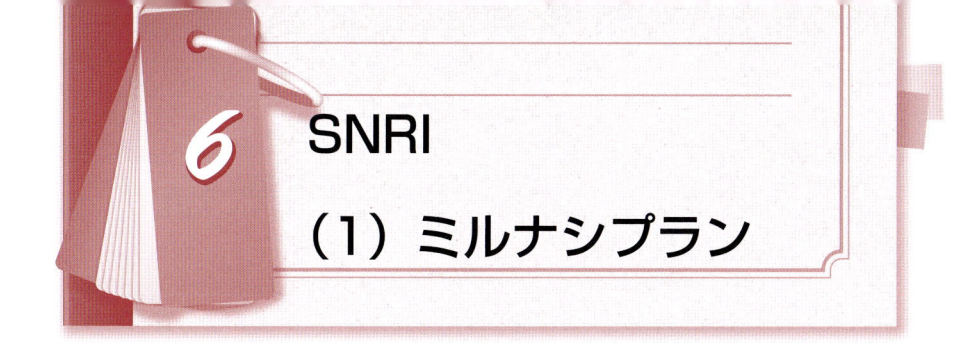

6 SNRI
（1）ミルナシプラン

1 ミルナシプラン（トレドミン®）について

　Serotonin Noradrenalin Reuptake Inhibitor の頭文字をとってSNRIと略される抗うつ薬は三環系抗うつ薬と同様にセロトニンとノルアドレナリン両者の神経細胞内への再取り込みを阻害して抗うつ作用を発揮する薬物である．

　三環系抗うつ薬と異なるところはSSRI同様，α_1，ムスカリン性アセチルコリン，ヒスタミンH_1などの受容体に親和性を有さないことであり，さらにキニジン様作用による心毒性がなく，大量服薬の際にも致死的にならないことである．ちなみに三環系抗うつ薬は2g服用で死亡した例があると報告されている．欧米では1983年以降SSRIがうつ病治療に使用されてきたが，中等度以上のうつ病患者に対する抗うつ効果が十分でないという印象を臨床家はすでに持ちはじめていた．そのためSSRIが開発された後，少し遅れて1990年代後半よりSNRIは世界的に広がりはじめた．ミルナシプランはフランスのピエール・ファーブル社にて開発されたSNRIで，1997年にフランスで発売され，我が国では2000年に上市された．2010年デュロキセチンが登場するまでは日本で唯一のSNRIであったがSSRIに押されて十分使いこなされてこなかった現状がある．

2 ミルナシプランはどのようなうつ病に効果が期待されるか

　抗うつ薬の効果を語る際「どのようなうつ病に効果があるか」と質問されることがある．この質問はよく考えると奇妙な質問である．もともとうつ病に有効な薬物であるイミプラミンが発見された時，発見者である Roland Kuhn は，イミプラミンが有効である疾患は内因性うつ病であると結論している．イミプラミンは内因性うつ病以外には有効性はないということであり，どのようなうつ病に効果が期待されるかとなると，答は内因性うつ病であるということになる．イミプラミンはノルアドレナリンやセロトニンといったモノアミンを調節して作用していることが解明されている．ミルナシプランも同様に内因性うつ病が適応となるので，それ以外の疾患に効果は期待できない．

　本来，モノアミン調節が作用機序の中心である抗うつ薬は三環系抗うつ薬，四環系抗うつ薬，SSRI 全て内因性うつ病が適応である．ところが米国の DSM 診断基準という概念が導入された結果，Kraepelin 以来確立されてきたドイツ精神医学のうつ病概念が内因性うつ病を超えて広がりすぎてしまった．米国流の気分変調症とか非定型うつ病といった診断は，今のところうつ病の範中に一応入れておこうといったものであり，実際は抗うつ薬の効果が確立している疾患ではない．まして新型うつ病といった名称のように，うつ病らしくない病気をうつ病でないと言ってしまえば面白みがないので無責任にうつ病と適当に表現しているだけの状態は抗うつ薬の適応ではない．内因性うつ病を的確に診断して抗うつ薬を使用することこそが上手な使い方である．

　内因性うつ病とは Kielholz が規定する悲哀感を表出するメランコリーと意志発動性の低下を主体とする精神運動抑制の二大精神症状に加えて苦悶感，焦燥感を中心とする不安症状が加わった精神障害と理解されるべきである．メランコリーは特定の理由や状況がないにも関わらず自然発生的にもの悲しくなり感情の動揺が激しくなる．物事の失敗や些細なことに過度に責任を感じ自分を責めて自責的になる．これらは抑うつ気分と表現される．

メランコリーと抑うつ気分は同義語である．現実を正しく理解しても慰めてもこの感情が和らぐことはない．精神運動抑制はもともと人が有する思考を巡らせたり行動を起こしたりする意志を発動する力が低下することである．意欲低下と表現されるが，実際には内因性うつ病者は内的な意欲は低下することはなく，ただ意欲を動かす基礎的な力である意志の発動が困難になるのである．仕事や勉強したいと思うができないというのがそれである．この二大精神症状に加えて胸をかきむしられるような苦悶感や切迫した焦燥感のような強い不安が加わったものが内因性うつ病の診断の目安となり，的確に内因性うつ病を判断することがミルナシプランの適応につながる．

3 ミルナシプランを年齢で使い分ける

内因性うつ病がミルナシプランの適応となるが，その中でどのような症例に有効であるかを考えることには意義がある．もしミルナシプランが平均以上に有効である要因が見つかれば最初からその要因を持つうつ病患者にミルナシプランを選択すれば効果が平均以上に期待でき，使い方として理にかなっている．近年，抗うつ薬の有効性を遺伝子多型によって分類しようとする試みがある．このようなアプローチは重要なことで，将来生物学的にうつ病の原因が解明される手がかりになることが期待され，抗うつ薬を抗生物質のように感受性があるかどうかをテストして使用できるようになるかもしれない．しかし現時点ではまだこのような努力は実を結んでいるとは言えず，現実的な使用方法としては確立されていない．まして遺伝子を調べるなどは時間がかかり，日常の臨床にはなかなか応用は難しい．日常の診療の中で短時間に判断できる誰でもわかるような要因を見つけ出すことが重要である．

臨床現場で最も容易に区別できる要因に年齢がある．三環系抗うつ薬がうつ病治療の中心であった頃までは三環系抗うつ薬の年齢による有効性の違いはほとんど報告されてこなかった．ところがSSRIやSNRIが登場した以後，年齢に対するSSRIやSNRI各抗うつ薬の反応性の違いが報告されるようになってきた．

年齢についてはまず三環系抗うつ薬とSSRIの比較がなされてきた．三環

6. SNRI　(1) ミルナシプラン

系抗うつ薬のうちノルアドレナリン再取り込み阻害作用の強いノルトリプチリンとSSRIのcitalopramを60歳以上のうつ病患者に投与して比較した場合，ノルトリプチリンは有効性が高かったとする報告がある．また40歳以上のうつ病男性ではノルトリプチリン投与とSSRIのfluoxetine投与で比較したところノルトリプチリンが有効であったとする報告もある．さらに三環系抗うつ薬とSSRIで比較した報告では40～60歳の年齢での効果は三環系抗うつ薬が高かったとの報告もある．このように年齢が高くなるとノルアドレナリン再取り込み阻害作用を有する三環系抗うつ薬の有効性が高いことが想像されてきた．ところが三環系抗うつ薬を年齢の高いうつ病患者に使用すると頻脈，口渇，下痢，便秘，不眠，吐気などの副作用の出現が多くなり，さらに認知機能や記憶に悪影響を及ぼすことが多く，一般的には生活の質まで考えるとやや三環系抗うつ薬の利点は低くなる．

筆者らは三環系抗うつ薬と同じノルアドレナリン再取り込み阻害作用とセロトニン再取り込み阻害作用の両方を持ち，副作用は三環系抗うつ薬よりも少ないSNRIのミルナシプランの有効性を年齢によって比較してみた．40歳以上と40歳未満では40歳以上に有効性が高く，さらに50歳以上のうつ病に対するSSRIのフルボキサミン，パロキセチンとの比較でもSSRIより有効性が高い結果を得ることができた（図17-A）．副作用について差はな

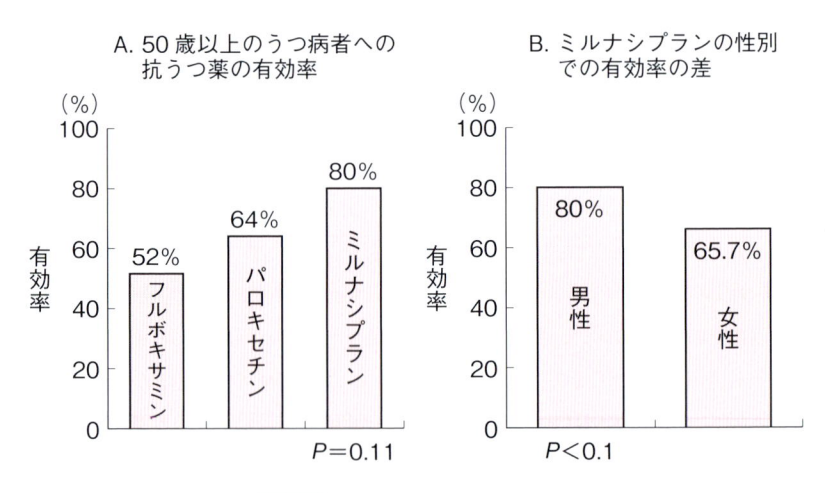

図17 年齢と性別の使い分け

かった．これらのことからミルナシプランは年齢の高いうつ病者に投与することが推奨される．

年齢をミルナシプランの投与要因とするためには解決しておかなくてはならない問題がある．年齢の境界を何歳に置くかである．発達と老化には個人差があり，各個人の年齢層を明確に区別することは現実的に難しい．臨床の場面では各医師が大まかに区別するしかない．老年期について何歳から定義するかは様々な意見があるが，うつ病に関しては50歳頃を境にしてうつ病の質が興味の幅や変化に対する反応，社会性，道徳性への執着などの面で変化してくると考えられている．50歳という年齢が重要な分岐点となる．女性の場合，閉経がうつ病における境になることも考えられる．個人によって境界を柔軟に考えて運用していくことが大切である．

年齢により抗うつ薬の有効性になぜ差が生じるかは未だに不明確であるが，セロトニン神経やノルアドレナリン神経の成熟，受容体数と機能，脳下垂体機能の成熟などが若い世代と成熟した世代，また老化していく世代とでは違いがあることが報告されている．ノルアドレナリン神経や受容体の未成熟な若い世代より成熟した世代にミルナシプランが有効である理由かもしれない．

4　性別でミルナシプランを使い分ける

性別も年齢と同様容易に区別できる臨床要因の一つであり，ほぼ瞬時にして判別可能である（最近はそうとも言えないが）．性別によって効果に差があることは年齢と同様にSSRIが登場して以後報告されるようになった．SSRIの一部（セルトラリン，citalopram, fluoxetine）は女性への反応が男性より高いようである．SNRIについては現在世界で流通しているvenlafaxineとデュロキセチンについては性別によって有効率に差があるとする報告は見られない．しかしミルナシプランについては女性よりも男性に有効性が高い傾向が見られている（図17-B）．三環系抗うつ薬の中でノルアドレナリン再取り込み阻害作用の強いノルトリプチリンはSSRIであるfluoxetineより男性に有効率が高い報告があり，ノルアドレナリン系の抗う

6. SNRI　(1) ミルナシプラン

つ薬の一部には男性への有効性がより高いものがあることが想像される．これらのことよりミルナシプランは男性に投与することも奨められる．

5　精神症状によるミルナシプランの使い分け

　古典的な Kielholz の抗うつ薬分類では，精神運動抑制型（意欲低下主体型）や焦燥不安型にはノルアドレナリン再取り込み阻害作用の強い抗うつ薬が有効であるとされている．マプロチリンのようにノルアドレナリンの再取り込み阻害作用の強い抗うつ薬は焦燥感の強い治療抵抗性のうつ病に特に有効であると Kielholz は述べている．筆者らの報告ではミルナシプランはフルボキサミンやパロキセチンのような SSRI と比較しても焦燥不安感の強いうつ病により有効である傾向が強いことが推察された（図 18）．

　近年，不安にセロトニンが関与すると考えられ，そのためうつ病の焦燥不安感にも SSRI が有効であると語られている．しかし，うつ病の焦燥不安感について我が国の精神医学者である下田光造や杉田直樹らは苦悶感と称し，単なる人前で緊張するとか心配事をするなどの通常ある不安と区別してい

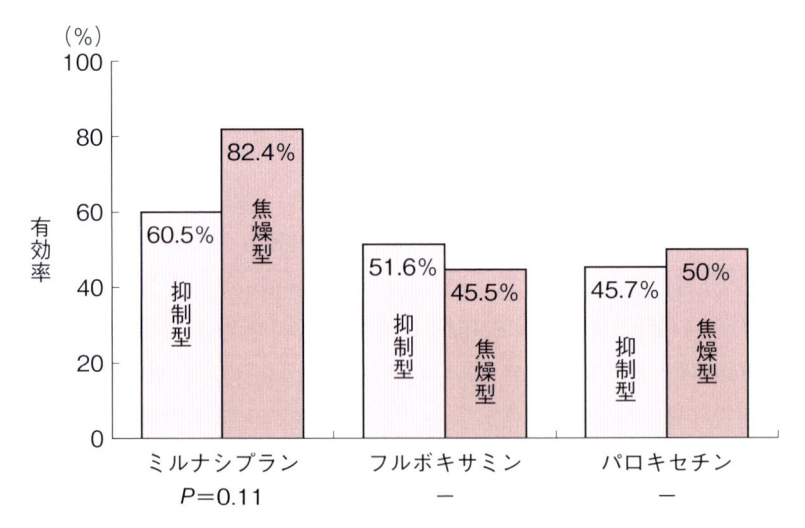

図 18　抑制型うつ病と焦燥型うつ病に対する抗うつ薬の効果率

ミルナシプラン：抑制型 60.5%，焦燥型 82.4%，P=0.11
フルボキサミン：抑制型 51.6%，焦燥型 45.5%
パロキセチン：抑制型 45.7%，焦燥型 50%

る．このことは重要な指摘で，うつ病の焦燥感不安感は特別な症状であることが気づかれていたのである．もちろん SSRI はセロトニンを介してうつ病に有効であることは事実であるが，うつ病の焦燥感不安感の症状には臨床経験よりノルアドレナリン系抗うつ薬が有効であることが知られている．内因性うつ病の精神症状として焦燥感，不安感が強い場合はミルナシプランのようなノルアドレナリン再取り込み阻害作用の強い抗うつ薬を選択することが重要である．

6 躁状態を伴ううつ病へのミルナシプランの選び方

　Kraepelin 以来の精神医学では躁うつ病を一つの疾患単位としてとらえてきた．躁状態とうつ状態は同一疾患内の状態像として扱われてきた．ところが米国精神医学会が躁うつ病をうつ状態しか出現しないメジャーデプレッションと躁状態とうつ状態が繰り返して出現する双極性障害に分け別々の精神疾患であるとする仮説を提唱した．この 2 つの分類が治りやすさや経過に異なるところがあるとする考えから分けられたのである．米国流の考えではメジャーデプレッションには抗うつ薬治療を行うが，双極性障害のうつ状態は抗うつ薬で治療すると躁状態へ移行し躁状態とうつ状態を短期間に繰り返す急速交代型を招く危険性があるとして，抗うつ薬治療はせず気分安定薬で治療すべきとしている．

　ところが実際の臨床場面では過去に躁状態が存在しているからといって現時点のうつ病相を気分安定薬で治療しても限界があるのが事実である．また，双極性障害のうつ状態への抗うつ薬投与は躁状態を引き起こすとの見解に対して，1088 例の双極性障害を解析した研究では抗うつ薬投与群の躁転率は 3.8％に対してプラセボ群の躁転率は 4.7％であり，抗うつ薬が躁転の危険性を増すという証拠はなかった．また双極性障害のうつ状態を抗うつ薬で治療後 6 カ月以内に抗うつ薬を中止すると明らかに再発が多く，双極性障害のうつ状態にも抗うつ薬は必要であるとする報告もある．急速交代型に関しても 89 例を平均 13 年調査した研究では，三環系抗うつ薬が病相に悪影響を及ぼす証拠はなかった．実際は躁状態の経験がある症例のうつ病にも

抗うつ薬治療が必要であるとする証拠は多数存在する．

　日本では米国流の診断（DSM）が世界のスタンダードだと思われているが実は違っている．欧州神経精神薬理学会（ECNP）の欧州精神科医の認識調査では DSM を認める意見は 1/3 で，残りは認めがたいとする意見であった．つまり米国流の考え方は一つの仮説であり証明された真実ではないということを頭の中に留め置いて考えていかなくてはならない（平成 23 年 4 月，日本うつ病学会は双極性障害のうつ状態には抗うつ薬は好ましくないとする治療指針を公表したが，一方的な見解で残念である）．

　双極性障害のうつ状態に対する抗うつ薬の選択において当然躁転率が低い方が使いやすいと考えられ，どの抗うつ薬を選択するかは抗うつ薬の躁転率を調べることより予測できる．三環系抗うつ薬は 1950 年代より躁状態を引き起こすことは知られており 4,000 例ほどの報告では 9.2％に躁転がみられたとしている．筆者らはミルナシプラン，SSRI のパロキセチン，フルボキサミンの躁転率を検討した結果ミルナシプラン 1.40％，パロキセチン 8.86％，フルボキサミン 4.90％を得た．どれも三環系抗うつ薬を超えるものではなくミルナシプランは有意に低い数字であった．これらのことより少なくとも軽躁状態を過去に経験した躁うつ病者のうつ状態にはミルナシプランを選択して治療することに問題ないと考えられる．

7　ミルナシプランの用い方

1　用量

　ミルナシプランは 1 日初期用量 25mg から始め 100mg までを 2～3 回に分別投与が推奨されている．筆者らが 1 日 50mg 投与と 100mg 投与の有効性を 10 週間にわたって観察したところ両者の有効率に差はなかった．1 日 50mg 程度の用量をまず用いるべきであると考える．抗うつ薬にはうつ病治療に対して至適用量がある．至適用量以下より治療を開始しても速やかに推奨される治療用量に増量しなくてはならない．至適用量で開始して経過観察することが重要である．いたずらに少量で長期投与の経過を見るべきではない．

2 効果発現時期

　抗うつ薬投与を開始して有効性をいつ頃判断するかは治療にとって重要なことである．筆者らはミルナシプランによって改善した有効例について各週の有効率を重ねていった累積有効率が80％を超える時期を検討した．ミルナシプランの有効率が80％を超える週まで投与すると改善されるべき症例はその週までにほとんど改善すると考えられる．ミルナシプランの累積有効率が80％を超えるのは50mgで6週目，100mgで4週目であり，100mgは早く効果が出現する（図19）．ミルナシプランは100mgで4週をめどに投与することが初期治療の目安となる．

　ミルナシプランの症例による選び方と用い方を述べてきた．アルゴリズムなどのマニュアル的なことにとらわれることなく柔軟にミルナシプランを使いこなしていただきたい．

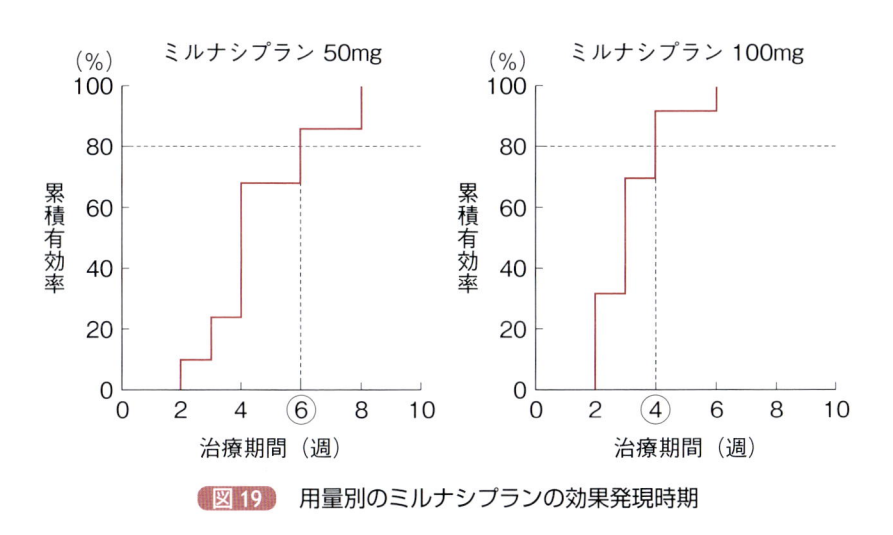

図19 用量別のミルナシプランの効果発現時期

●文献

1) 森下 茂. 抗うつ薬の選び方と用い方その実際. 1版. 東京: 星和書店; 2009.
2) 下田光造, 杉田直樹. 最新精神医学. 5版. 東京: 克誠堂書店; 1932.
3) Briley M, Montgomery S. Antidepressant therapy. London: Martin Dunitz; 1998.

〈森下 茂〉

6 SNRI
（2）デュロキセチン

　デュロキセチン（サインバルタ®）は，欧米各国では2004年，我が国では2010年4月に発売されたSNRI（serotonin-noradrenaline reuptake inhibitor）である．セロトニン系とノルアドレナリン系への二重の治療的機序に加え，ノルアドレナリン再取り込み作用による前頭前野のドパミンの上昇作用を有する薬剤とされている．本項では，デュロキセチンが著効した1例を提示し，その特徴について述べる．

1 デュロキセチンが奏効した痛みと多彩な心気症状を伴ううつ病の1例

【症例】54歳，女性．
【既往歴】特記なし．
【精神医学的遺伝負因】なし．
【病前性格】人の嫌なことは言わない，楽天家．
【嗜好歴】飲酒：なし，喫煙：なし．
【生活歴】同胞4人の第4子長女．出生発育に問題なし．地元の高校卒業後，販売員として就労．22歳時に結婚し2子をもうけ，夫，次男との3人暮らし．
【現病歴】X年1月20日に交通事故にあい，その後より頸部と，肩から上腕にかけての痛みや痺れが出現．しばらく痛みが持続していたが，我慢していた．4月に入り，肩の痛みが増悪し，抑うつ気分や動悸，嘔気，不眠も出現し，A整形外科で精査を受けたが，器質的な異常は認められなかった．6月になっても症状が続くため，B整形外科を受診したが，「体中が痛い」，「首も腕も上がらないから水も飲めないし，死にたくてもできない」，「何もできない，ご飯も食べられないし，動けない」，

6. SNRI　(2) デュロキセチン

「尿意が何か分からない」と訴えるなど，抑うつ症状が強くなったため，精神科での治療を勧められ，6月23日当科紹介受診，翌6月24日に入院予約となった．しかし6月24日未明，自宅にて両上肢や体幹，頸部などを切る自傷行為があり，C総合病院へ救急搬送された．全身麻酔下で創縫合処置が行われたのち，6月30日に当科入院となった．

【入院時現症】 表情は固く，拒絶的．疲労感が強い．返答は短く口数少ない．心気的な訴えが多く，不安感も強い．抑うつ気分，意欲低下，心気的訴え，希死念慮を認めた．

【治療経過】 デュロキセチンを20mgより開始し，60mgまで漸増．抑うつ気分や心気的な訴え，頸部から肩にかけての疼痛は徐々に軽減したが，入院後4週が経過しても軽度の意欲低下が持続していたため，増強療法として炭酸リチウム400mgを追加した．その後は次第に意欲低下も改善し，新聞を読んだりリハビリテーションを行うなど，活動性も向上した．ハミルトンうつ病評価尺度17項目（HAMD17）も29点から5点まで改善し，9月3日退院となった．

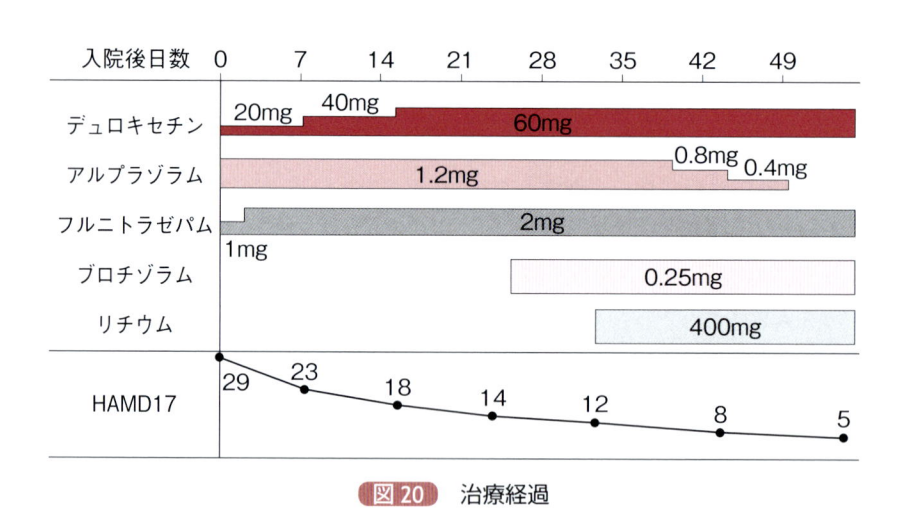

図20 治療経過

2 適応

　我が国のデュロキセチンの適応は，うつ病，うつ状態に加え，2012年2月より糖尿病性神経障害に伴う疼痛，2015年5月より線維筋痛症に伴う疼痛も承認された．米国では，うつ病，糖尿病性神経障害に伴う疼痛，線維筋痛症の他に，慢性筋骨格痛（変形性関節症および慢性腰痛を含む），全般性不安障害なども含まれ，欧州では腹圧性尿失禁も適応になっている．

3 用法・用量

　うつ病，うつ状態，糖尿病性神経障害に伴う疼痛に対しては，通常，成人には1日1回朝食後，デュロキセチン40mgを経口投与する．1日20mgから開始し，1週間以上の間隔をあけて1日用量として20mgずつ増量する．効果が不十分な場合には，1日60mgまで増量することができる．また，線維筋痛症に伴う疼痛に対しては，通常，成人には1日1回朝食後，デュロキセチン60mgを経口投与する．投与は，1日20mgより開始し，1週間以上の間隔をあけて1日用量として20mgずつ増量する．

4 利点

　Detkeらは，デュロキセチン（80mg/日，120mg/日）とプラセボやパロキセチン20mg/日を対照群とした8週間の無作為化割り付け二重盲検比較試験において抗うつ効果を検討しているが，8週間経過時点の寛解率はデュロキセチン120mg/日で58％，デュロキセチン80mg/日で51％，パロキセチン20mg/日で47％，プラセボで30％の順であり，デュロキセチンの寛解率が高かった．Mallinckrodtらは臨床治験においてプールされた解析データを用いてデュロキセチン（40mg/日，60mg/日，80mg/日，120mg/日）

とプラセボ，serotonin-selective reuptake inhibitor（SSRI）（エスシタロプラム 10mg/日，フルオキセチン 20mg/日，パロキセチン 20mg/日）の間でのプラセボ対照 8 週 2 重盲検比較試験を行っている．各種 SSRI 投与群に比べて，デュロキセチン投与群では，HAMD17 の総得点とうつ病の中核症状からなる Maier のサブスケールおよび retardation（精神運動静止）サブスケール，HAMD17 スケールの仕事と活動，精神運動抑制，生殖器症状，心気症の項目で各種 SSRI 群よりも有意に効果が認められた．一方，睡眠サブスケールでは，プラセボよりは有意に効果を認めたが，各種 SSRI 群とは差は認めなかった．

　SSRI によるセロトニン系への作用で不安，焦燥，気分などの改善を得ながらも，意欲や活動性などが改善せず，寛解に至らない症例への効果が報告されている．比較的高い寛解率が確保され，仕事や活動性に対する効果を考えると社会復帰を促進するためには有用な薬剤ではないかと考えられる．また，心気症状や痛みに対する効果を有することから，身体症状を伴ううつ病患者，糖尿病性神経障害に伴う疼痛や線維筋痛症に伴う疼痛を有する患者に効果がある．さらには近年，化学療法誘発性有痛性末梢神経障害への効果も報告されており，緩和ケアの領域においても有用な薬剤であるといえる．

　本項で提示した 1 例は，交通事故後の頸部，肩～上腕の痛みと，それに続く多彩な心気症状があり，抑うつ，意欲低下を認めた症例であり，まさにデュロキセチンが効果的な典型例なのではないかと考える．

　その他のデュロキセチンの利点としては，過量服薬時の安全性があげられる．三環系抗うつ薬の過量服薬では心循環系の副作用（特に torsade de pointes）により致死率が高いことは有名であるが，SSRI，SNRI は安全性が高い．しかし，シタロプラムの過量服薬では，心電図上 QTc 延長が他の SSRI に比して有意に高く，まれに torsade de pointes に至り死亡したという報告がある．SNRI であるベンラファキシンも過量服薬により致死的になることが報告されている．デュロキセチンは単独での過量服薬による死亡報告はなく，過量服薬の際の安全性が高い薬剤といえる．

5 副作用

　うつ病・うつ状態の患者を対象とした国内臨床試験において，安全性評価対象例735例中，副作用（臨床検査値異常変動を含む）は663例（90.2％）に認められた．主なものは，悪心269例（36.6％），傾眠228例（31.0％），口渇168例（22.9％），頭痛154例（21.0％），便秘102例（13.9％），下痢87例（11.8％），めまい80例（10.9％），トリグリセリド上昇56例（7.6％），腹部痛52例（7.0％），ALT上昇51例（6.9％），不眠50例（6.8％），倦怠感45例（6.1％），AST上昇38例（5.2％），食欲減退38例（5.2％）であった．海外におけるHudsonらの副作用報告では，悪心，口渇，便秘などの消化器症状が10％以上出現し，次いで，不眠，めまい，疲労の順で多く認め，プラセボと有意差がついている．

　重大な副作用としては，セロトニン症候群，抗利尿ホルモン不適合分泌症候群（SIADH），痙攣，幻覚，皮膚粘膜症候群（Stevens-Johnson症候群），アナフィラキシー反応，高血圧クリーゼ，尿閉などが海外で報告されている．主な副作用である消化器症状は，投与初期に出現することが多く，2週間以内に自然に軽快することが多いが，服薬中断の一因となる副作用であるため，服薬指導や投与初期の適切な対応が重要である．具体的な対応としては，悪心・嘔吐が出現しても一過性であり，数日経てば軽減すること，食事後の服用により悪心・嘔吐が軽減することがあることを説明し，初期投与量が高用量であるほど消化器症状が出やすいため，低用量から開始し漸増する．さらに対処が必要な場合には，モサプリド，メトクロプラミド，ドンペリドン，スルピリドや，5-HT$_3$受容体拮抗作用を有する抗うつ薬（ミルタザピン，ミアンセリン等）を併用することもある．

6 禁忌

　以下の状態にある患者に対してのデュロキセチン投与は禁忌である．

6. SNRI　（2）デュロキセチン

- デュロキセチンに対して過敏症の既往歴のある患者.
- モノアミン酸化酵素（MAO）阻害剤を投与中あるいは投与中止後2週間の患者. MAO阻害剤はセロトニンおよびノルアドレナリンの分解を阻害し，これらの物質の脳内濃度を上昇させるため，本剤との併用により，相互に作用が増強され，発汗，不穏，全身痙攣，異常高熱，昏睡などの症状が現れる可能性がある.
- **高度の肝障害がある患者**. 肝障害の悪化や，消失半減期が延長し本剤の血中濃度が上昇する可能性がある.
- **高度の腎障害がある患者**. 高度の腎障害（クレアチニンクリアランス値が30ml/min未満）では本剤の血中濃度が上昇する.
- **コントロール不良の閉塞隅角緑内障の患者**. ノルアドレナリンの再取り込み阻害作用により，散瞳を生じることがあり，コントロール不良の閉塞隅角緑内障の患者では，症状が悪化し失明する恐れがある. 眼圧を精神科や心療内科の日常診療の中で定期的に測定することは困難であるため禁忌とされている.

7　使用上の注意点

以下の状態の患者に対してデュロキセチンを使用する際には配慮を要する.

1　身体的な問題のある患者

- **前立腺肥大症などの排尿困難のある患者**. ノルアドレナリン再取り込み阻害作用によるノルアドレナリン神経伝達の増強がα_1受容体刺激作用をきたすことで，排尿困難の症状を悪化させることがある.
- **高血圧または心疾患のある患者**. ノルアドレナリン再取り込み阻害作用により心拍数増加，血圧上昇，高血圧クリーゼが生じる可能性がある.
- **緑内障または眼内圧亢進のある患者**. ノルアドレナリン再取り込み阻害作用により症状を悪化させる可能性がある.
- **軽～中等度の肝障害がある患者，過度のアルコール摂取者**. 肝障害が悪

化する可能性があるため投与前後の肝機能の評価が必要となる．
- **てんかんなどの痙攣性疾患またはこれらの既往歴のある患者**．痙攣が発現する恐れがある．
- **出血性疾患の既往歴または出血性素因のある患者**．出血傾向が増強することがある．

2 精神科的な問題のある患者
- **自殺念慮または自殺企図の既往のある患者，自殺念慮のある患者**．自殺企図の危険性が高いことがある．
- **躁うつ病患者**．うつ状態から躁転を起こしたり，うつ状態においては自殺企図のリスクがある．
- **脳の器質的障害または統合失調症の素因のある患者，衝動性が高い併存障害（アルコール依存症，パーソナリティー障害など）を有する患者**．精神症状を増悪させる可能性がある．

3 年齢や妊娠の影響のある患者
- **24歳以下の患者**．他の抗うつ薬と同様に自殺念慮，自殺企図のリスクが増加するとの報告があり，低出生体重児，新生児，乳幼児，小児または，15歳以上18歳未満の若年者では有効性や安全性は確立していない．
- **高齢者**．生理機能の低下から，薬物の消失が遅延し，血漿中濃度が上昇するため，患者の状態を観察しながら慎重に投与する必要がある．また，低ナトリウム血症，SIADHの危険性が高くなる可能性がある．
- **妊婦または，妊娠している可能性のある婦人**．他の抗うつ薬と同様に治療上の有益性が危険性を上回ると判断された場合にのみ投与すべきである．本剤の承認時までに国内外において妊婦または妊娠している可能性のある婦人を対象とした臨床試験は行われていないが，妊娠末期にSNRI，SSRIを投与された場合，子宮での薬剤曝露により，出産後の新生児において，離脱症状や発達障害の高頻度での発現が認められている．米国における添付文書では妊娠カテゴリーC（動物における生殖毒性試験では胎児に催奇形性，胎児毒性，その他副作用があることが証明されており，ヒトでの適切にコントロールされた研究が実施されていな

いもの，あるいはヒト・動物ともに試験は実施されていないもの）に該当する薬剤である．
- **授乳中の婦人**．添付文書には乳汁へ移行が認められるため避けることが望ましいが，やむを得ず投与する場合は，授乳を避けさせる必要がある旨記載されている．なお，デュロキセチンを乳児が母乳を介して摂取する薬物量（乳児相対摂取量）は，0.14〜0.82％であり，乳児への移行が少ないとされている．

8 薬物動態

デュロキセチンは腸管から吸収され，約6時間でC_{max}に達し$T_{1/2}$は約12時間とされている．肝において，主にCYP 2D6とCYP 1A2によってさまざまな不活性酸化化合物へと代謝され，主に尿へ排泄される．デュロキセチンはまた，CYP 2D6とCYP 1A2の阻害薬でもある．なお，CYP 2C9, 2C19, 3A4の活性に対しては影響がないとされている．

9 薬物相互作用

MAO阻害剤との併用により致死的なセロトニン症候群が生じる可能性がある．したがって，MAO阻害薬中止後少なくとも2週間は使用しないようにし，デュロキセチン中止後少なくとも5日間はMAO阻害剤を開始してはならない．

デュロキセチンのノルアドレナリン再取り込み阻害作用により，クロニジンなどの降圧薬の作用を減弱させたり，アドレナリン，ノルアドレナリン等の心血管作用（血圧上昇等）を増強させたりする可能性がある．

デュロキセチンは血漿蛋白との結合率が高い薬剤であるため，血漿蛋白との結合率が高いワルファリンと併用する際は，双方の薬物血中濃度が上昇することがある．定常状態であればワルファリン服用時にデュロキセチン60mg/日および120mg/日を併用してもPT-INRへ影響しないことが示さ

れている．しかし，ワルファリン 7.5〜10mg/日を内服していた血液凝固系第 V 因子 Liden のホモ接合体の変異を有する（血栓症のハイリスク）患者で，デュロキセチン 30mg/日を開始 55 日後に点状出血，紫斑が出現，PT-INR が 5 となり，58 日後にワルファリンを中止したが，PT-INR 19 まで上昇，中止後 27 日目（デュロキセチン投与開始後 85 日目）においても血中ワルファリン値 5.3ng/ml で，ビタミン K 投与，デュロキセチン中止により PT-INR が低下した症例が報告されている．

　その他，デュロキセチンと薬物相互作用で注意を要するものには，CYP 2D6 および CYP 1A2 で代謝される薬剤や，それらの阻害作用を有する薬剤がある．

　アミトリプチリン，ノルトリプチリン，イミプラミンといった三環系抗うつ薬やフェノチアジン系抗精神病薬であるペルフェナジン，抗不整脈剤であるプロパフェノン，フレカイニドは，デュロキセチンの CYP 2D6 阻害作用によりこれらの薬剤の血中濃度を上昇させる可能性がある．例えば，デュロキセチン 60mg を 1 日 2 回に分けて投与している状態で，CYP 2D6 の基質であるデシプラミン 50mg を単回投与するとデシプラミンの最高血中濃度が 1.7 倍，薬物血中濃度時間曲線下面積（area under the curve: AUC）が 2.9 倍に上昇したと報告されており，注意が必要である．

　フルボキサミン，シプロフロキサシン，エノキサシンなどの臨床用量で CYP 1A2 阻害活性を有する薬剤や，パロキセチン，フルボキサミン，キニジンなどの CYP 2D6 阻害活性を有する薬剤は，デュロキセチンの血中濃度を上昇させることがあるため，デュロキセチンの減量が必要になることがある．例として，フルボキサミンの場合，CYP 1A2 に対して最も強い阻害作用を有しており，CYP 2D6 に対する阻害作用は弱いとされている．そのため，CYP 1A2 で代謝されるデュロキセチンと CYP 1A2 を強く阻害するフルボキサミンを同時に投与した場合，デュロキセチンの血中濃度が上昇する可能性が高い．デュロキセチン 60mg とフルボキサミン 100mg が同時に投与された場合，デュロキセチンの最高血中濃度が 1.6 倍，AUC が 4.6 倍に上昇したと報告されている．パロキセチンの場合は CYP 2D6 で代謝されるが，自身が CYP 2D6 に対して強い阻害作用を有するため，投与量に対して血中濃度が非線形に増加する原因となっている．そのため，CYP 2D6 で代

謝されるデュロキセチンとパロキセチンを併用する際には，双方の血中濃度の上昇に注意する必要がある．デュロキセチン 40mg とパロキセチン 20mg を同時に投与した場合，デュロキセチンの最高血中濃度と AUC は 1.6 倍に上昇したと報告されており，パロキセチンの投与量の増加に伴い，デュロキセチンの血中濃度が上昇すると考えられる．

ピモジドの代謝には CYP 3A4 が主に関与しているが，CYP 2D6，CYP 1A2 も関与しており，デュロキセチンとの併用によりピモジドの肝での酸化的代謝を阻害し血中濃度を上昇させ，QT 延長，心室性不整脈（torsades de pointes を含む）等の心血管系副作用が発現することがある．

理論上，デュロキセチンは CYP 2D6 阻害作用により，コデインの鎮痛作用に干渉し，いくつかの β 阻害薬やアトモキセチン，チオリダジンの濃度を上昇させ，危険な不整脈を引き起こす可能性がある．また，デュロキセチンは CYP 1A2 阻害作用により，テオフィリンやクロザピンのクリアランスを低下させると考えられるが，テオフィリンを併用した研究ではデュロキセチンのテオフィリン薬物動態への大きな影響は認めていない．

喫煙は，CYP 1A2 を誘導しデュロキセチンの血中濃度を低下させることがある．

10 中止法

中止する際は，離脱症候群（ふらつき，悪心，嘔吐，頭痛，知覚異常，いらいらなど）を避けるため，急激に止めるのではなく漸減する．多くの患者では，3 日間で 50% の減量に耐え，さらに残りの 50% を 3 日で減量，その後中止することが可能とされているが，中止の間に離脱症候群が発現した際は，一旦増量することで症状は改善する．その後中止する時は，さらにゆっくりしたスピードで減量する．

むすび

SNRI であるデュロキセチンの特徴について概説した．これまでの研究からデュロキセチンは，うつ病の中核症状である抑うつ気分，仕事と活動，精

神運動抑制などへの効果に優れ，身体的な痛み症状に対して有効である．我が国では，新規抗うつ薬として，4種のSSRI（フルボキサミン，パロキセチン，セルトラリン，エスシタロプラム）と2種のSNRI（ミルナシプラン，デュロキセチン），NaSSA（ミルタザピン）が使用可能となっており，これらの使い分けが求められる．抗うつ薬を処方する際には，各抗うつ薬の有する効果のみならず，副作用，薬物相互作用も考慮して選択する必要がある．

●文献
1) 小山 司．SNRIのすべて．第2版．東京：先端医学社；2010．
2) Stahl SM. 精神科治療薬処方ガイド．東京：メディカル・サイエンス・インターナショナル；2006. p.163-9.
3) 医薬品インタビューフォーム．セロトニン・ノルアドレナリン再取り込み阻害薬 サインバルタカプセル20mg，サインバルタカプセル30mg. 2015.
4) Lunn MP, Hughes RA, Wiffen PJ. Duloxetine for treating painful neuropathy, chronic pain or fibromyalgia. Cochrane Database Syst Rev. 2014; 1: CD007115.
5) Smith EM, Pang H, Cirrincione C, et al. Effect of duloxetine on pain, function, and quality of life among patients with chemotherapy-induced painful peripheral neuropathy: a randomized clinical trial. JAMA. 2013; 309: 1359-67.
6) Orsolini L, Bellantuono C. Serotonin reuptake inhibitors and breastfeeding: a systematic review. Hum Psychopharmacol. 2015; 30: 4-20.

〈杉田篤子，阿竹聖和〉

7 ミルタザピン

1 ミルタザピンとは？

　ミルタザピンは本邦では2009年に上市された抗うつ薬で，ノルアドレナリン作動性・特異的セロトニン作動性抗うつ薬（Noradrenergic and Specific Serotonergic Antidepressant: NaSSA）に分類される．ミルタザピンの受容体プロフィールは他の抗うつ薬とは異なる．三環系抗うつ薬（Tricyclic antidepressant: TCA）や選択的セロトニン再取り込み阻害薬（Selective Serotonin Reuptake Inhibitor: SSRI），セロトニン・ノルアドレナリン再取り込み阻害薬（Serotonin Noradrenaline Reuptake Inhibitor: SNRI）などの薬物がセロトニンやノルアドレナリンのトランスポーター部位を阻害することにより抗うつ効果を示すのに対して，ミルタザピンはこれらのトランスポーターを阻害しない．簡単に述べると，今まで我々が使用していたこれらの抗うつ薬と異なる作用機序を介して抗うつ効果を発揮することが特徴である．

　本稿ではミルタザピンの薬理学的作用機序から考えられる，抗うつ効果，副作用を含めた利点・欠点に関して述べ，様々な使用方法について検討することで，ミルタザピンを使いこなすためのコツについて述べたい．

2 ミルタザピンの薬理学的作用

　ミルタザピンはいずれのモノアミントランスポーター部位も阻害しないが，α_2受容体に対する阻害作用に加え，5-HT_{2A}受容体，5-HT_{2C}受容体，

7. ミルタザピン

5HT₃受容体およびヒスタミン H₁ 受容体に対しても強力な拮抗作用を持つ．近年，使用する機会の多かった SSRI や SNRI はモノアミントランスポーター阻害作用によりセロトニンやノルアドレナリンなどのモノアミン濃度を高めることにより抗うつ効果を発揮していた．その一方でミルタザピンは異なる作用でセロトニン神経やノルアドレナリン神経を増強させる作用を有する．以下にミルタザピンの薬理学的な作用機序について述べる（図21）

① 青斑核のノルアドレナリン神経細胞体の終末に存在する α_2 自己受容体への拮抗作用が強いことからノルアドレナリンの放出を促進して，本来のノルアドレナリン神経伝達系を強めると同時に縫線核のセロトニン神経細胞体へのノルアドレナリンの放出を促進する．

② 縫線核の 5-HT 神経細胞体において調整機能を果たしている α_1 adrenoceptor への作用が弱いために神経終末から放出されたノルアド

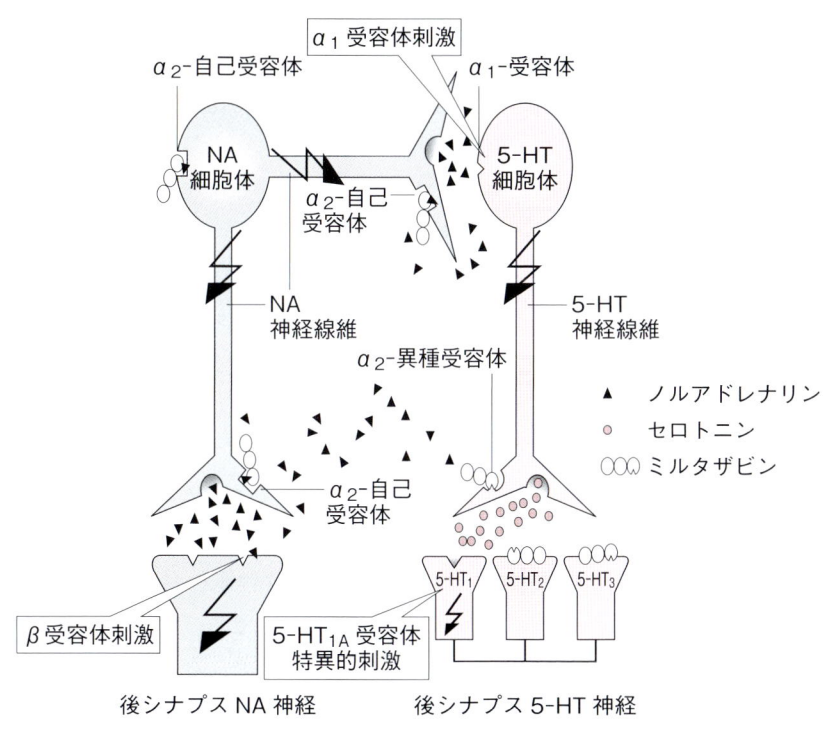

図21 ミルタザピンの作用機序

レナリンはセロトニン神経細胞の神経伝達を促し，神経終末からセロトニンの放出を促す．
③　それと同時に，この神経終末に存在する$α_2$ヘテロレセプターをも強力に拮抗作用を及ぼし，さらにセロトニンの放出を高める．
④　放出されたセロトニンはシナプス後膜に存在するセロトニン受容体に作用していくことになるが，ミルタザピンは5-HT_2受容体，5-HT_3受容体を遮断する作用が強いことから，ミルタザピン自体の5-HT_1受容体への親和性は強くはないものの，セロトニン神経系の中でも5-HT_{1A}受容体系を賦活する．

3　ミルタザピンの利点

1 作用機序が異なる抗うつ薬である
　前述のように，他の抗うつ薬とは作用機序が異なる薬剤であるため，第一選択薬からの単剤治療も可能であり，第二選択薬として切り替え薬としても有効である．また併用療法の可能性もある．

2 早期の効果発現を有する可能性がある
　現在の軽症から中等症のうつ病の第一選択薬であるSSRI，SNRIは効果発現までは最低でも2週間は必要とされている．ミルタザピンはこれらの薬剤と比較すると1週間程度で効果が発揮される薬剤である．

3 不眠や食欲低下に対して効果が期待できる
　うつ病患者には不眠がほぼ必発する．不眠に対しては今までは，ベンゾジアゼピン系の薬剤が併用されていた．不眠に対してしばしば用いられるベンゾジアゼピン系薬剤は第3段階および第4段階の深睡眠を減少させるという問題があるが，ミルタザピンは逆に深睡眠を増加させる．つまりミルタザピンには睡眠の質を改善させる作用が期待できる．また，今まで過剰な睡眠薬を使用していた症例の整理にも適しているかもしれない．
　うつ病の症状で食欲低下を訴え，体重減少を呈する症例も多い．そのよう

な症例に対してミルタザピンの食欲増進作用は有効である．副作用的な側面を利用した考え方ではあるが，うつ病患者は自己評価がなかなか上がってこないため，食欲が増加し，体重が増加することは，自己評価を早期に上げることにつながってくる．もちろん過剰な食欲増加や体重増加には常に気を配る必要がある．

4 賦活症状のリスクが少ない

ミルタザピンは，うつ病によって出現した不安・焦燥感を抑制することが期待される．したがって，賦活症状発現も少ない可能性がある．さらに，他の抗うつ薬によって出現した賦活症状による不安・焦燥感に対しても使用薬剤を切り替えることによって，これらの症状が軽減する可能性があるため，鑑別が難しい場合には有用である可能性がある．

5 相互作用が少ないこと

チトクローム P450（CYP450）に影響が少ない薬剤であるため，併用薬の多い高齢者にも使いやすいのが特徴である．高齢者においては，他の身体疾患を合併している症例も多く，他の薬剤との相互作用がないという点では使用しやすいかもしれない．

6 様々なタイプのうつ病患者に使用できる可能性があること

ミルタザピンはその作用特性から後述のように幅広い患者に対しての効果が期待される．

① 若年者のうつ病に対する使用

近年の調査では，若年者におけるうつ病はこれまで一般的に認識されていたよりもはるかに多く認められるとされる．しかし，若年発症うつ病に対する薬物療法に関しては，有効性および安全性における検討は少なく，一定した見解は得られていない．本邦で軽症〜中等症のうつ病治療に対する第一選択薬は SSRI または SNRI とされている[1]．

SSRI の服薬初期にみられる自殺関連事象のリスクが若年の患者，特に 24 歳以下の患者では高いとされていることなどから，抗うつ薬の使用に関しては主治医が個々の患者におけるリスクとベネフィットを考慮しつつ慎重に投

与することとなっている．ミルタザピンの不安・焦燥感に対する効果や睡眠改善効果，鎮静効果などが，若年者のうつ病患者に対しては適している可能性がある．若年発症のうつ病・うつ状態に対しての使用は，うつ病の診断をまず丁寧に行う必要があり，抗うつ薬の使用の適応についても十分検討する必要があるが，薬物療法の適応がある若年者のうつ病に対してはミルタザピンがファーストチョイスとなるかもしれない．しかし若年者のうつ病患者は学生や仕事をしている患者が多いため，投与初期の眠気に関しては十分説明しておく必要がある．

② 勤労者のうつ病治療に対する可能性

近年，勤労者のうつ病患者が増加している．職場のメンタルヘルス対策も大企業を中心に整備されてきているが，高い休職率，低い復職成功率といった問題が挙げられている．さらに，外来通院をしながら仕事を続ける勤労者も少なくない．勤労者のうつ病患者に対するミルタザピン使用の可能性を考えてみると，いくつかの長所があると考えられる．まず1つ目は高い抗うつ効果である．やはり復職成功率が低いのは，十分な寛解やその維持，回復に至っていないからではないかと考えられる．ミルタザピンの抗うつ効果が高いことは復職率の改善にもつながるかもしれない．2つ目は，ミルタザピンは1日1回夕食後または眠前の投与で十分な効果を発揮することができるので，アドヒアランスが高まる可能性がある．抗うつ薬が効果を発揮する前提として患者がきちんと処方された抗うつ薬を内服することから始まると考えられるため，1日1回の投与が可能な薬剤はアドヒアランスが高まると考えられる．3つ目は，ミルタザピンの鎮静作用や睡眠改善作用を利用することでベンゾジアゼピン系薬剤の併用を減らすことができる可能性があり，ベンゾジアゼピン系薬剤の副作用としての認知機能低下作用，薬物依存などを抑えることができ，勤労者のうつ病治療に対して二次的によい効果をもたらす可能性がある．

その一方で，投与開始時の傾眠には注意が必要である．職場には内緒で通院しているうつ病患者も多いため，突然仕事を休むわけにはいかない患者も少なくない．投与開始日を工夫し，薬剤特性を十分に説明してから開始することが大事である．そのことにより，継続的な内服につながり前述のようなミルタザピンの利点を十分発揮することができる．そのための環境づくりは

処方する精神科医側のスキルに委ねられている．

③ 高齢うつ病患者に対しての有効性

高齢うつ病患者の特徴としては，不安・焦燥感が強く，身体症状を伴いやすいという特徴がある．また，その他の身体疾患を合併していることも多く，他の薬剤を内服している症例が多い．こういった老年期うつ病患者に対してもミルタザピンは，不安・焦燥感に対する効果が強く，他の薬剤との相互作用も少ないといった特徴から選択しやすい薬剤と考えられる．副作用としての眠気が懸念されるが，高齢者にミルタザピンを投与した時には意外と眠気の出現は少ない．

4 ミルタザピンとミアンセリンは何が違うか

ミルタザピンとミアンセリンは構造式が似ている（図22）．しかしながらこの両者の作用機序はいくつか異なるところがある．

1つ目はノルアドレナリントランスポーターに対する親和性である（表9）[2〜4]．ノルアドレナリントランスポーターに対する親和性はミアンセリンの方が高いことが知られている．

2つ目はα_1阻害作用である．α_1阻害作用もミアンセリンの方が高いことが知られている．先にも述べたようにミルタザピンの作用特性の一つとして，α_1 adrenoceptor に対する作用を有することで，セロトニン神経に対する作用が期待される点である．つまりセロトニン神経系に対する影響はミルタザピンの方が強い．

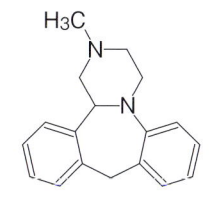

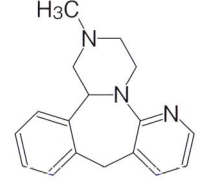

図22 ミアンセリンとミルタザピンの構造式

7. ミルタザピン

表9 ミアンセリンとミルタザピンの薬理学的プロフィールの違い
（文献 2～4 から引用改変）

	ミアンセリン	ミルタザピン
モノアミン再取り込み阻害能		
セロトニン	＞10,000	＞31,000
ノルアドレナリン	44	1,600
受容体阻害能		
アドレナリン		
α_1	72	500
α_2	110	50
セロトニン		
$5\text{-}HT_{1A}$	＞500	5,000
$5\text{-}HT_{2A}$	1.5	6.3
$5\text{-}HT_{2C}$	1.4	13
$5\text{-}HT_3$	7.1	7.9
ヒスタミン H_1	1.8	0.5
ムスカリン	500	630
ドパミン		
D_1		1,600
D_2		2,500

　ここで注意しなければならないのは併用薬である．近年うつ病の不安・焦燥感に対して適応外ではあるが，新規抗精神病薬の頓服使用が増えている．また，うつ病の増強療法の選択肢の一つとして新規抗精神病薬の併用療法が適応外使用ながら用いられることがある．これらの新規抗精神病薬の中にはα_1阻害作用が強い薬剤があるために注意が必要である．例えば，リスペリドンやクエチアピンは比較的α_1受容体阻害作用が強いため，ミルタザピンと併用するとミルタザピンの特性を失うこととなる．最近では，頓服薬としてリスペリドンの液剤の分包品が多用されているが，ミルタザピンを使用する時には注意しなければならない．それらの薬剤を併用することでミルタザピンの特性を発揮できないことがあるかもしれない．また，クエチアピンの気分障害に対する有効性も数多くの報告があるが，ミルタザピンとの併用は

ミルタザピンの効果減弱につながるために注意を要する.

5 大規模研究からみたミルタザピンの位置づけと使用方法の留意点

2009年にLancet誌に掲載されたいわゆるMeta-Analysis of New Generation Antidepressant Study（MANGA Study）の結果[5]は，うつ病の薬物治療選択に大きな影響を与えた．MANGA Studyでは12種類の新規抗うつ薬に関する無作為化対照試験を統合し，multiple-treatments meta-analysisによって薬剤間の直接比較のみならず間接比較を行っている．この研究結果では，ミルタザピンの抗うつ効果は非常に強いが，忍容性にはやや問題があるという特性を持つ薬剤とされた．

つまり，抗うつ効果は十分であるため，忍容性に対して処方する側は配慮する必要がある．以下にその注意点について述べる．

特に注意が必要なことは，投与初期の眠気である．内服した患者からは「起きられなかった」「きつかった」などと述べられることが多く，「こんな薬は飲めないと思い1日でやめました」と外来に訪れるような症例がある．この副作用に関しても，投与から数日で軽快してくる可能性が高いので，飲み続けてもらうことや，用量依存的でないことを説明しておくことが重要である．丁寧に説明して患者に理解してもらうことでかなりの脱落を防げる可能性がある．また軽症～中等症例で外来通院が可能な症例であれば，内服開始を週末にすると，勤労者のうつ病患者に対して初期の眠気による脱落は防げる可能性がある．また，ミルタザピンによる食欲亢進，体重増加作用に関しては，よほどの体重増加が認められないと脱落に至る症例は少ない．

もともとうつ病患者の多くは食欲低下から体重減少を来しており，それらの回復にもつながると考えられる．実際に投与する際に十分説明し開始すること，そしてその経過の中で副作用の出現にも配慮することがミルタザピンの十分な効果発揮と脱落率を低くするためのコツと考えられる．抗うつ薬が効果を発揮するためには，アドヒアランスが高まることが不可欠である．患者がきちんと処方通りに内服を行うことで初めて効果が十分に発揮されるも

のと考えている．つまり，効果および予想される副作用については過剰に説明する必要はないが，ある程度は説明しておくことで，不必要な脱落が防げるのかもしれない．

6 併用療法としての可能性

　本邦におけるうつ病薬物治療の第一選択薬は SSRI や SNRI であることは，大半の精神科医に浸透してきている．今まで本邦で用いられるうつ病の薬物治療アルゴリズムは，ミルタザピンの上市前に作成されたものであるので，ミルタザピンのアルゴリズム内での位置づけを考えると，第一選択薬としてもミルタザピンは使用されるが，第一選択薬が十分な効果を示さなかった時の第二選択肢としては，他の抗うつ薬への切り替え，リチウムなどの増強療法などの選択肢が与えられるが，どの選択肢を選ぶべきかの基準はない．

　上述のように，ミルタザピンは，第一選択薬として使用することの多いSSRI や SNRI とは全く異なる作用機序を有する．つまり十分症状が改善していないうつ病患者に対して，寛解を目指した治療を考える際には，併用することで効果の増強が期待できるのではないかと考えている．また，本来は抗うつ薬単剤治療で行うのが原則であるが，初期から併用することで早期の効果発現が期待できることもあるので個々の症例で十分検討すべきである．

7 有害事象

　ミルタザピンは，いくつかの副作用の発現頻度が高いが，心血管系への影響なども含めて考えると全体的にはいくつかの副作用に注意をしていく必要がある．下記にそれを述べる．

1 眠気，全身倦怠感

　本剤は睡眠時間を増し，投与早期より睡眠の質を改善させるが，その一方

で強い眠気を催す患者がいる．これはミルタザピンのヒスタミン H_1 受容体に対する親和性が高いことに関連していると思われる．強い眠気は患者にとっても苦痛であり，長期にわたる内服が困難となりうる．長期にわたり持続するような眠気を催す場合には，臨床的に問題となるので切り替えなども検討しなくてはならない．ただし，眠気の発現には用量依存性は乏しいこと，数日のうちに軽快してくる傾向があるため，投与前から十分に説明をし，理解を得ることで防げる可能性もある．

2 食欲亢進，体重増加

ミルタザピンは，ヒスタミン H_1 受容体および $5-HT_{2C}$ 受容体に対する遮断作用を持ち合わせているため，体重増加や食欲亢進が起こる可能性がある．体重増加は長期的な投与を考えた際にはアドヒアランスを低下させる可能性があるため注意が必要である．実際に体重が増加したという数字の変化は，患者が病状の改善を把握するには良い指標の一つとなりうるからである．ミルタザピン投与による食欲亢進，体重増加の副作用については，長期的なうつ病治療の中では重要な副作用の一つであるため，今後も内分泌・代謝学的な観点からのエビデンスの蓄積が待たれる．

3 顆粒球減少症

向精神薬による顆粒球減少症ないし無顆粒球症は，頻度は高くないが，発症すれば重篤な副作用となりうる．ミルタザピンと構造上近縁であるミアンセリンは，抗うつ薬の中では無顆粒球症や顆粒球減少症の発生頻度がやや高い抗うつ薬であることが知られており，構造式が似た本剤でも注意が必要である．

むすび

ミルタザピンの上市により，うつ病治療に幅を持たせ高いレベルでの治療が可能となった．その独特な作用機序から様々な可能性を秘めた薬剤である．その一方で投与初期の脱落率も少なくないため，良好な医師・患者関係や丁寧な説明を行うことで，継続的な内服が可能となる薬剤であると考えている．

●文献
1) 塩江邦彦, 平野雅己, 神庭重信. 大うつ病性障害の治療アルゴリズム. In: 精神科薬物療法研究会, 編. 本橋伸高, 責任編集. 気分障害の薬物治療アルゴリズム. 東京: じほう; 2003. p.19-46.
2) de Boer TH, Maura, G, Raiteri M, et al. Neurochemical and autonomic pharmacological profiles of the 6-aza-analogue of mianserin, Org 3770 and its enantiomers. Neuropharmacology. 1988; 27: 399-408.
3) de Boer T. The pharmacologic profile of mirtazapine. J Clin Psychiatry. 2006; 67: 1776-81.
4) Kooyman AR, Zwart R, Vanderheijden PM, et al. Interacition between enantiomers of mianserin and ORG3770 at 5-HT3 receptors in cultured mouse neuroblastoma cells. Neuropharmacology. 1994; 33: 501-7.
5) Cipriani A, Furukawa TA, Salanti G, et al. Comparative efficacy and acceptability of 12 new generation antidepressants: a multiple treatments meta-analysis. Lancet. 2009; 373: 746-58.
6) de Boer T, Ruigt GSF, Berendsen HHG. The alpha2-selective adrenoceptor antagonist Org 3770 (mirtazapine, Remeron) enhances noradrenergic and sertonergic transmission. Hum Psychopharmacol. 1995; 10: 107-18.

〈堀　輝, 香月あすか〉

8 スルピリド

　スルピリドは大変不思議で，大変有用な薬剤である（図23，表9)[1]．スルピリドは100％ドパミン2（D_2）受容体遮断薬である．薬理実験に使われるような純粋な薬剤である．にもかかわらず，あらゆる精神疾患に有効性を持つ薬剤でもある．

　適応症は①胃・十二指腸潰瘍（通常成人1日150mgを3回に分割経口投与），②うつ病・うつ状態（通常成人1日150〜300mgを分割経口投与，1日600mgまで増量可），③統合失調症（通常成人1日300〜600mgを分割経口投与，1,200mgまで増量可）である．少量使用した場合，心身症・神

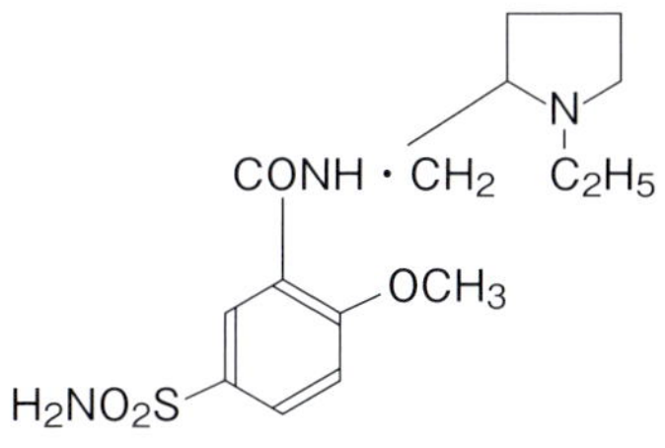

図23　スルピリド

表9　スルピリドの不思議

第1の不思議
　精神科領域のどんな病気にも効く．
第2の不思議
　100％dopamine2遮断薬という純粋な薬物である．
第3の不思議
　スルピリドがdopamine神経系に対して部位選択性があるのだろうか？
第4の不思議
　スルピリドの食欲増加，体重増加．
第5の不思議
　スルピリドは副作用が少なく，うつ状態を中心としてあらゆる精神科疾患に対して有効性を持つ優れた薬であるにもかかわらず，世界でスルピリドを使っているのは日本くらいである．

経症に有効である．少量から中等量使用した場合，うつ病・うつ状態に有効である．中等量から大量使用した場合，統合失調症に有効である．即ち100％D_2遮断薬という純粋な薬剤で，主要な精神疾患すべてに対して投与量を加減することだけで治療することができる．しかも投与初期はほとんど副作用が出ない大変使いやすい薬剤である．胃薬としても使えるので，内科医や身体科医にも最も使いやすい向精神薬・抗うつ薬という事ができる．スルピリドの使い方を知れば，あらゆる精神疾患に対応できるので，とりあえず安心で確実な精神医療を実施することができる．

　診断に迷ったら，とりあえずスルピリドを投与すれば間違いなく何らかの改善が得られ，患者からの信頼が得られる．例えば，初診時神経症性障害なのか，うつ病なのか，はたまた統合失調症なのか迷った場合，とりあえずスルピリドを150mg 分3/日を投与すれば副作用は全く無く，次回受診時は何らかの改善を見ている．統合失調症でも改善を見る．初期統合失調症ではスルピリド150mg/日が最も有効である．大変便利で有用な薬剤である．スルピリドがあらゆる精神疾患に有効であることは，単一精神疾患論の神経科学的根拠を提示している側面もあり，また，あらゆる精神疾患の病態神経化学においてドパミンが最も重要な神経伝達物質であることも提示している．

1　ドパミン神経路と生理的機能

　脳内には4つのドパミン神経路があり，生理的にそれぞれ重要な働きをしている（図24, 25）．
① 中脳辺縁経路は，本能，快楽に関与し，食欲，性欲に影響を与える．生きる力，意欲，生きがいなど，人間の発動性に強く関与している．統合失調症の陽性症状は，この経路のドパミンの過剰によって生じる（表10)[2]．
② 黒質線条体経路は運動調節に関与している．この経路のドパミンの低下によってパーキンソン病やパーキンソン症候群が生じる．パーキンソン病の主要症状は筋固縮，静止振戦，無動，流涎，小刻み歩行等である．

8. スルピリド

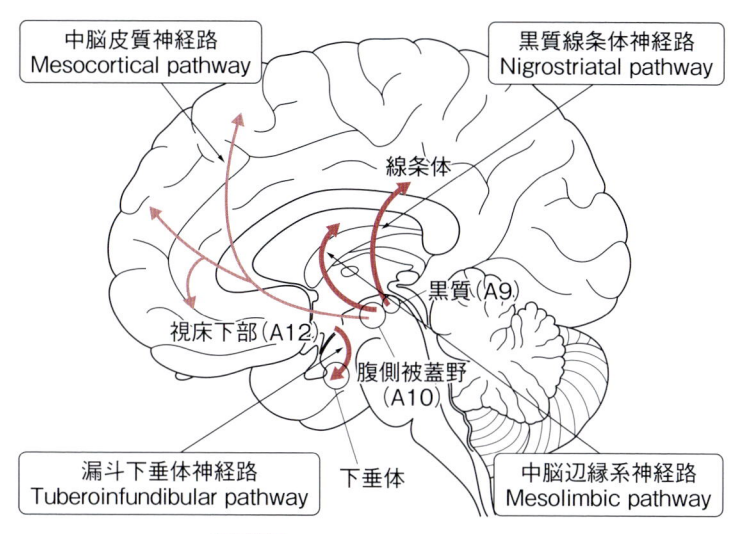

図24 脳内ドパミン神経経路

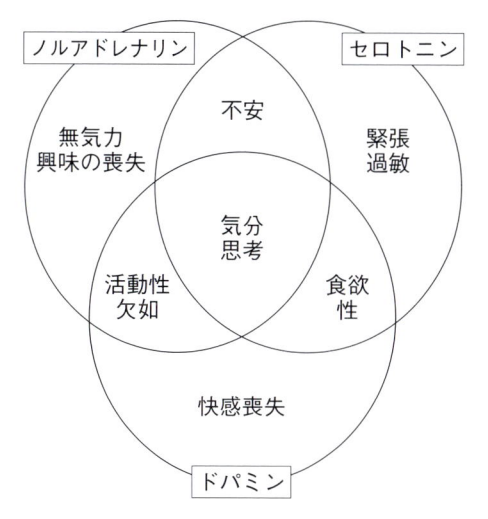

図25 脳内モノアミンと臨床症状との関連[8]

表10 統合失調症の神経化学的病態

・辺縁系：ドパミン神経系亢進→陽性症状
・前頭葉：ドパミン神経系低下→陰性症状

③ 中脳皮質経路は前頭葉に投射し，報酬系に関与し，意欲，動機，学習，思考等の重要な役割を担っている．統合失調症の陰性症状[2]やうつ病の認知機能や思考の障害は前頭葉のドパミン低下が関与している．

④ 下垂体漏斗系においてはドパミンはプロラクチン分泌抑制因子そのものである．ドパミン過剰はプロラクチンを抑制し，ドパミン低下はプロラクチンが過剰を引き起こし，乳汁分泌，無月経，女性化乳房を引き起こす．

2 ドパミン2受容体

ドパミン受容体は現在，D_1 から D_5 まで5種類が知られ，大きく興奮性の D_1 受容体ファミリーと，抑制性の D_2 受容体ファミリーに分類される．D_2 受容体はシナプス前部と後部両方に存在している．シナプス前 D_2 受容体は，高親和性であり，シナプス後 D_2 受容体は低親和性である（表11）．シナプス前 D_2 受容体は自己受容体（autoreceptor）でもあり，ドパミンの遊離調節機序を担っている．即ち，シナプス間隙にドパミン量が過剰になれば，負のフィードバックをかけドパミン遊離を低下させ，シナプス間隙にドパミ

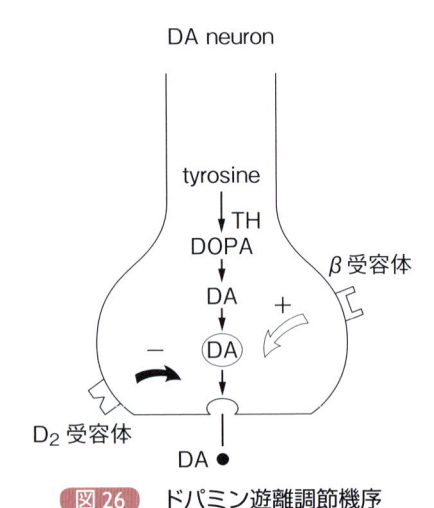

表11 dopamine2 受容体
・シナプス前受容体−高親和性
・シナプス後受容体−低親和性

図26 ドパミン遊離調節機序

8. スルピリド

ン量が低下すればドパミン遊離を促進させる（図26）．

　筆者は実際に，ラットの線条体スライスを使ってドパミンの遊離実験を行ったことがある[3)]．ラット線条体スライスに灌流液を流し，電気刺激をするとドパミンが遊離してくる．そこに，100％D_2受容体遮断薬であるスルピリドを加えると，そのドパミン遊離が増加する．さらにスルピリドの光学異性体R-スルピリドを加えるとその増加反応が起こってこない（図27）．こ

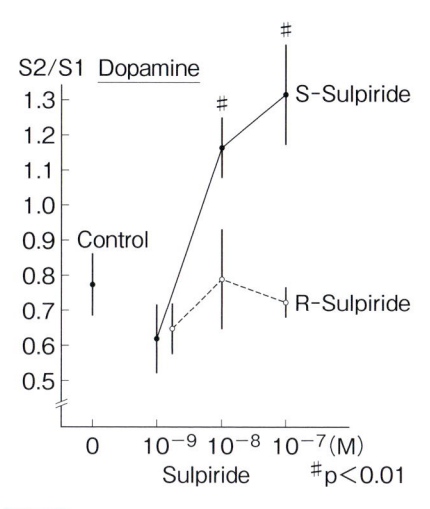

図27 D_2遮断薬によるドパミン遊離促進

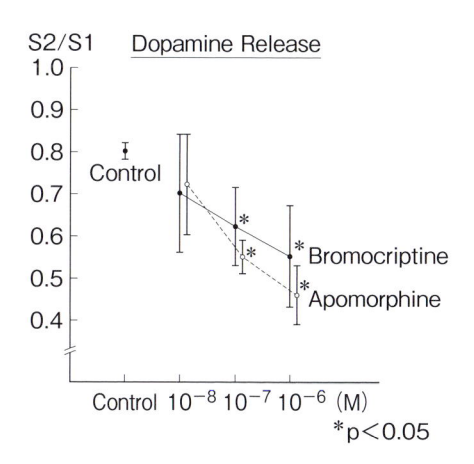

図28 D_2作動薬によるドパミン遊離低下

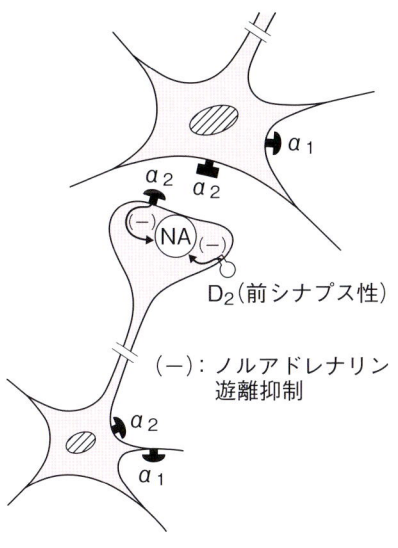

図29 中枢性ノルアドレナリン神経末端に位置する前シナプス性ドパミン2（D_2）受容体の模式図

のことから，シナプス前 D_2 受容体は緊張性に作動していることが判る．逆に D_2 受容体作動薬であるブロモクリプチンやアポモルフィンを加えるとドパミンの遊離は減少してくる（図 28）．

前頭葉のノルアドレナリン神経末端にも前シナプス性 D_2 受容体が存在し，この受容体は前シナプス性 α_2 自己受容体とともにノルアドレナリンの遊離を抑制している．少量のスルピリドは前頭葉においてノルアドレナリンの遊離も増加させる（図 29）．

3 スルピリドの薬理

スルピリドは 100％ D_2 遮断薬である．このためスルピリドの少量（50〜300mg/日まで）はシナプス後 D_2 受容体には作用せず，シナプス前 D_2 受容体のみを遮断し，ドパミンの遊離を増加させる．このためドパミン神経を賦活化することになる．中脳皮質系ドパミン神経路が賦活されれば倦怠感が軽減され，認知障害が改善されてくる．この作用は即時性があり，スルピリド服用当日からその効果を実感することができる．黒質線条体路には作用しないのか，錐体外路系副作用を生じることはほとんどない．身体的に衰弱している高齢者以外では抗パーキンソン剤の併用は必要ない．スルピリドを少量でも長期に使用していると，プロラクチンが増加し，乳汁分泌や無月経を起こすことがあるため，女性に対する長期投与は避けるべきである．男性でも稀に女性化乳房や乳汁分泌を起こすことがあるが，その頻度は女性に較べて遥かに少ない．

スルピリドを中等量（300mg/日）以上投与するとシナプス後 D_2 受容体も遮断を開始するので，ドパミン神経系機能を低下させていくことになる．この作用が中脳辺縁系に作用すれば，統合失調症の幻覚・妄想を改善していくことになる．

4 スルピリドの商品名・剤型

(1) 商品名
① ドグマチール®
② アビリット®
③ ミラドール®

(2) 剤形
① 錠剤：50mg，100mg，200mg
② カプセル：50mg
③ 散剤：10％，50％
④ 注射剤：50mg/2ml，100mg/2ml

5 スルピリドの使い方

(1) 胃・十二指腸潰瘍
スルピリド（50mg）3錠

(2) 社会不安障害
スルピリド（50mg）1錠
（スルピリド（50mg）1錠投与は前頭葉の認知機能改善効果がある．またSSRIによる悪心予防作用もある）

(3) パニック障害
スルピリド（50mg）1錠
ロフラゼプ酸エチル（1mg）1錠就寝前併用

(4) うつ状態
スルピリド（50mg）3錠
タンドスピロン（10mg）3錠　分3併用
（タンドスピロンにはストレス緩和作用と抗うつ効果がある）

(5) うつ病

スルピリド（50mg）3錠

タンドスピロン（10mg）3錠　分3併用

　（寛解に至らない場合はSNRI, SSRI, NaSSAなどの抗うつ薬を併用する．タンドスピロンには抗うつ薬増強作用ある．タンドスピロンを最初から併用しておくと，速効性が生じ，寛解率が上昇する）[4,5]

● 文献
1) 山田和夫．難治性うつ病に対する併用療法のコツ．In：上島国利，編．うつ病診療のコツと落とし穴．東京：中山書店；2005. p.88-90.
2) 山田和夫．精神分裂病の病態生化学．In：松下正明，岸本英爾，木村　敏，編．精神分裂病－基礎と臨床－．東京：朝倉書店；1990.
3) 山田和夫．ラット線条体におけるDopamine自己受容体制御機構と内因性神経修飾物質L-DOPAとの相関について．横浜医学．1990; 41: 197-205.
4) 山田和夫．不安・うつは必ず治る．東京：勉誠出版；2008.
5) 山田和夫．「うつ」の最新治療情報．東京：土屋書店；2010.

〈山田和夫〉

抗うつ薬の効果が不十分な時の工夫
難治性うつ病（治療抵抗性うつ病），追加療法，増強療法

　日本人のうつ病患者を対象とした10年間の長期におよぶ多施設前向き研究の結果より，1/4の大うつ病性障害患者では，抗うつ薬治療にもかかわらず，うつ病エピソードあるいは閾値下うつ病エピソードレベルの状態であった．20～30％のうつ病患者は選択的セロトニン再取り込み阻害薬（SSRI）あるいはセロトニン・ノルアドレナリン再取り込み阻害薬（SNRI）に十分な反応を示さない．広島大学精神科を中心に行われた多施設後向き研究結果では，2種類の異なる抗うつ薬を十分量・十分期間投与してもそれに反応しないうつ病（難治性うつ病：Thase and Rush 分類ではStage 2 に該当する）患者の割合は35％であった．一般的に難治性うつ病は慢性化しやすく，自殺リスクも高い．本稿ではThase and Rush 分類のStage 1，Stage 2 に該当する難治性うつ病（治療抵抗性うつ病）（表13）に対する増強療法を中心に概説する．

表13 治療抵抗性うつ病の Stage 分類（Thase and Rush）

Stage 0	十分な抗うつ薬治療を受けたことがない．
Stage 1	1種類の十分な抗うつ薬治療に非反応．
Stage 2	2種類の異なる薬理学特性の抗うつ薬による十分な抗うつ薬治療に非反応．
Stage 3	1種類の増強療法に非反応．
Stage 4	2種類の増強療法に非反応．
Stage 5	ECTに非反応．

1 難治性うつ病に対する追加療法

1 炭酸リチウム（リーマス®）

　難治性うつ病に対しての炭酸リチウム（リーマス®）の追加は最も強固なエビデンスのある治療法である．通常は先行投与されている抗うつ薬に400〜800mg/日程度を追加する．この治療法の開発当初は48時間以内に効果が発現するとの報告もあったが，現在では炭酸リチウム（リーマス®）を追加してから効果発現までには，1〜2週かかると考えられている．また，この治療法は老年期の難治性うつ病に対しても安全で有効であることも報告されている．

　1999年のBauerらのメタ解析では，最低800mg/日の炭酸リチウムの投与，もしくは血中炭酸リチウム濃度が0.5mEq/l以上であり，さらに炭酸リチウムの投与期間が2週間以上あることを満たした9つのRCTsを対象とした．このメタ解析の結果では炭酸リチウム群がプラセボ群と比較して有意に効果があった．この報告では炭酸リチウム投与量に関して600mg/日から800mg/日まで用量依存性に反応率が増加するがそれ以上は頭打ちになること，炭酸リチウム投与期間に関しては2日から12日までは期間依存性に反応率が増加するがそれ以上は頭打ちであることが明らかになった．2003年にはさらにRCTsを追加し，合計803人の対象を含んだ27個のRCTsにおいてメタ解析を行い，炭酸リチウム群が45％，プラセボ群が18％の反応率であったと報告している．また，約50％の患者が4週以内に炭酸リチウム増強療法に反応したとしている．

　2007年のCrossleyらのメタ解析では，SSRIを含むさまざまな抗うつ薬

Key words

メタ解析
　個々の研究では検定力が不足しているために有意な結果が出なかった場合，それぞれの研究結果を総合して解析することにより有意な結果を得ることができる．エビデンスに基づいた医療では最も推奨される方法の一つとなっている．

に炭酸リチウムを追加した10個のRCTsを検討している．以上の結果は増強作用において炭酸リチウムはプラセボより効果的であり，炭酸リチウムの治療抵抗性うつ病に対する増強効果が，三環系抗うつ薬に対する抵抗性だけに限定されず，SSRIに対しても有効である可能性があることを示唆する．また，炭酸リチウム（リーマス®）による増強療法は認知症を合併していない老年期の難治性うつ病に対しても有効である．炭酸リチウム（リーマス®）を使用する際に注意すべき点として，炭酸リチウム（リーマス®）は治療濃度と中毒濃度が近接していることから定期的に治療的血中濃度測定を行うべきである．開始後1週間，投与量が固定されてからは1カ月に一度は測定する．炭酸リチウム（リーマス®）を使用する際は，患者への服薬教育も重要となる．非ステロイド性消炎鎮痛薬，ある種の抗生物質や利尿薬との併用で炭酸リチウム（リーマス®）の血中濃度が上昇する可能性がある．慢性投与により甲状腺機能低下や不整脈の出現もあるので，半年おきに甲状腺機能（TSH）と心電図検査を行う．

2 甲状腺ホルモン

1996年にAronasonらが合計292人の患者について8つの研究を集計して，三環系抗うつ薬に対する甲状腺ホルモン（triiodothyronine）（T_3）増強療法のメタ解析を行っている．この中で，T_3追加群（25～50μg）で治療される患者は，プラセボ群より反応率で有意に優っていたと報告した．Thyroxine（T_4）増強療法の報告はT_3増強療法に比べて少ない．最近の報告では，Lojkoらが，治療抵抗性うつ病の女性患者17人においてセロトニン作動性抗うつ薬〔クロミプラミン（アナフラニール®）11人，パロキセチン（パキシル®）5人，fluoxetine（prozac®）1人〕に対してT_4増強療法を行った．結果は，4週のT_4増強療法後，11人の患者が寛解した．また，5人の患者は反応を示し，1人は改善しなかった．増強療法の有効性は，ベースラインのT_3，T_4，TSH（thyroid-stimulating hormone），TSH刺激試験との間に相関はなく，同様にいずれの患者背景とも関係がなかった．

2008年のCooper-KazazとLererによるreviewでは，SSRIへの反応が不十分である大うつ病性患者に甲状腺ホルモン増強療法を施行した5編のRCTsが取り上げられている．Appelhofらの2004年の報告では，寛

解率 36％，反応率 46％，Posternak らによる 2007 年の報告では，反応率 50％，寛解率 37％，Copper-Kazaz らによる 2007 年の報告では，寛解率 50％，反応率 38％であった．また，SSRI 非反応性うつ病に対する炭酸リチウムと T_3 の有効性を比較検討した研究では両者に差はなかった．T_3 増強療法と T_4 増強療法は，治療抵抗性うつ病において一定の有効性を持つと推察されるが，炭酸リチウムほど十分なエビデンスは認められておらず，さらなる研究が必要である．

3 バルプロ酸（デパケン®，セレニカ®）・カルバマゼピン（テグレトール®）

バルプロ酸（デパケン®，セレニカ®）やカルバマゼピン（テグレトール®）を先行投与中の抗うつ薬に追加投与することにより，抑うつ状態が寛解あるいは反応したとの報告が見られる．しかし，いずれも症例報告やオープンスタディレベルである．

4 ラモトリギン（ラミクタール®）

ラモトリギン（ラミクタール®）の治療抵抗性大うつ病性障害に対する効果は CGI スケールを有意に低下させたという報告がある．その一方で，二重盲検試験の結果，CGI スケール，モントゴメリーアスベルグうつ病尺度，ハミルトンうつ病評価尺度得点のいずれの改善もラモトリギン群とプラセボ群で有意差はなかったという報告がある．ラモトリギン（ラミクタール®）は双極性障害のうつ状態に対しての効果が証明されている薬物であるが，難治性の大うつ病性障害に対する有効性は証明されていない．

5 非定型抗精神病薬

RCTs を集めて行ったメタ解析研究で，難治性うつ病に対する非定型抗精神病薬の追加投与がプラセボ群と比較して有意に優っていることが証明された．日本人の 45 例の難治性うつ病患者を対象とした非定型抗精神病薬追加投与のオープン試験を我々も行った．45 例中 31 例が大うつ病性障害，14 例が双極性障害の患者に対して非定型抗精神病薬を追加投与した．非定型抗精神病薬の平均投与量はリスペリドン（リスパダール®）1.4mg/日，アリピ

プラゾール（エビリファイ®）7.3mg/日，オランザピン（ジプレキサ®）5.3mg/日，ペロスピロン（ルーラン®）9.7mg/日，クエチアピン（セロクエル®）50mg/日であった．非定型抗精神病薬追加投与による反応率は全体で42％，大うつ病性障害で41％，双極性障害で42％であった．興味深いことに，非定型抗精神病追加療法への反応群では脳由来神経栄養因子（BDNF）の血中濃度が増加していた．一方，非反応群では血中 BDNF 濃度の増加は認められなかった．さらに，ハミルトンうつ病評価尺度17項目（HAMD17）得点による抑うつ症状の改善と血中 BDNF 濃度の変化には有意な相関が認められた．以上の結果は，非定型抗精神病薬追加投与による BDNF の増加が抑うつ症状の改善と関連する可能性を示唆する．

6 ドパミン作動薬

難治性うつ病に対するドパミン作動薬の有効性に関しては，症例報告やオープン試験レベルに留まっておりエビデンスレベルとしては高いとは言えない．井上らは，少なくとも2種類の抗うつ薬に対して十分な反応を示さなかったうつ病患者にブロモクリプチン（パーロデル®）を併用したところ，その有効率は大うつ病性障害，双極性うつ病のいずれでも62.5％と高い有効率を示したと報告している．難治性うつ病を対象とした研究ではないが，大うつ病性障害患者にプラミペキソール（ビ・シフロール®）と fluoxetine（prozac®）を二重盲検で投与したところ，両群ともにプラセボ群よりも有効であった．ドパミン作動薬の併用も難治性うつ病に対する選択肢の一つとなる可能性があるが，さらなるエビデンスの蓄積が必要である．

Key words

BDNF

脳由来神経栄養因子（brain-derived neurotrophic factor）．脳に最も豊富に存在する神経栄養因子である．ニューロン新生やシナプスの可塑性に関与しており，学習・記憶と深く関係する．最近，うつ病や統合失調症などの精神疾患との関連で注目されている．

プラミペキソール

商品名ビ・シフロール®．ドパミン作動薬であり，パーキンソン病やレストレスレッグス症候群の治療薬として用いられている．

7 ケタミン

　ケタミン（ケタラール®）は静脈麻酔薬であり，NMDA 受容体のアンタゴニストである．最近この薬物が難治性うつ病の治療薬として注目を集めている．炭酸リチウム（リーマス®）やバルプロ酸（デパケン®）に対し反応しなかった双極性うつ病患者 18 例に対して 2 週間の断薬期間をおいてケタミン（ケタラール®）またはプラセボのいずれかを点滴静注する二重盲検クロスオーバー試験が行われた．参加者はその後，40，80，120 および 230 分と 1，2，3，7，10，およびその後 14 日後ケタミン（ケタラール®）あるいはプラセボを注入する前にうつ病の評価が行われた．ケタミン（ケタラール®）あるいはプラセボはシリンジポンプを用いて 40 分間かけて注入された．ケタミン（ケタラール®）投与を受けた患者は，プラセボを投与された患者に比べて抑うつ症状の有意な改善が注入後 40 分で認められ，その効果は 2 日目で最大となり，2 週間後まで持続した．試験開始 3 日後までに参加者の 71％はケタミンに反応し，6％はプラセボに反応した．その作用機序として，ケタミン（ケタラール®）が BDNF の転写を抑制している酵素の活性を低下させることと関連がある可能性が想定されている．

むすび

① うつ病患者の 20～30％は現在ファーストラインで使用されている抗うつ薬（SSRI，SNRI，NaSSA）に十分な反応を示さない．
② 抗うつ薬による治療を十分量（例えばイミプラミン換算で 150mg 以上），十分期間（少なくとも 4 週間以上）行ったにも関わらず，抑うつ症状の改善が不十分な症例を難治性うつ病と言う．
③ 難治性うつ病に対しては，様々な薬物追加による増強療法が試みられ

Key words

NMDA 受容体（N-メチル-D- アスパラギン酸受容体）
　グルタミン酸受容体の一種．中枢神経に広く分布しており，記憶や学習に深く関わる受容体であると考えられている．他のグルタミン酸受容体サブタイプである AMPA 受容体やカイニン酸受容体と異なり，NMDA（N-メチル-D- アスパラギン酸）をアゴニストとして選択特異的に受容することから分類された．

るが，それらの中でも炭酸リチウム（リーマス®）による増強療法が最も強固なエビデンスがある．

④　炭酸リチウム（リーマス®）以外にも，甲状腺ホルモン，非定型抗精神病薬，ドパミン作動薬などによる増強療法が試みられている．

⑤　麻酔薬のケタミン（ケタラール®）が短時間で難治性うつ病に有効であるという研究が最近発表された．この治療法は今後十分慎重に検討される必要があるが，うつ病治療にブレークスルーを起こす可能性を秘めている．

●文献

1) Cooper C, Katona C, Lyketsos K, et al. A systematic review of treatments of refractory depression in older people. Am J Psychiatry. 2011; 168: 681-8.
2) Cooper-Kazaz R, Lerer B. Efficacy and safety of triiodothyronine supplementation in patients with major depressive disorder treated with specific serotonin reuptake inhibitors. Int J Neuropsychopharmacol. 2008; 11: 685-99.
3) Nelson JC, Papakostas GI. Atypical antipsychotic augmentation in major depressive disorder: a meta-analysis of placebo-controlled randomized trials. Am J Psychiatry. 2009; 166: 980-91.
4) Diazgranados N, Ibrahim L, Brutsche NE, et al. A randomized add-on trial of an N-methyl-D-aspartate antagonist in treatment-resistant bipolar depression. Arch Gen Psychiatry. 2010; 67: 793-802.
5) Autry A, Adachi M, Nosyreva E, et al. NMDA receptor blockade at rest triggers rapid behavioral antidepressant responses. Nature. 2011; 475: 91-5.

〈吉村玲児〉

10 抗うつ薬の副作用とその対策
―うつ病の多様性をめぐって―

　三環系ないし四環系抗うつ薬がうつ病の薬物療法における主流だった時代（1960〜90年代），それなりの抗うつ効果が見込めた一方で，便秘，口渇，かすみ目，排尿障害（抗コリン作用）をはじめとして，鎮静，眠気（H_1受容体遮断作用），起立性低血圧（$α_1$受容体遮断作用），不整脈（キニジン様作用），あるいは痙攣などの副作用が出てしまい，必ずしも満足な治療効果が得られないことも少なくなかった．三環系抗うつ薬の過量服薬自殺では，心毒性により致死性となることもあり，臨床家にとって使い勝手のよい薬とはいえない面もあった．2000年代以降続々と登場した新規抗うつ薬の開発の歴史は，いかに前世代の抗うつ薬の欠点を減らし安全性を高めるかという，いわば副作用克服の歴史だったといってもよい．

　本書は専門家以外の読者にも向けられているので，ここでは副作用に関する知識に加え，抗うつ薬開発の経緯，さらに少し視野を広げ，多面的要因からみたうつ病の捉え方・対処法などについても論じてみたい．

1 患者をも"急増"させた？ 副作用の克服

　我が国の自殺者は平成10年以降，年間3万人を超えているが，多くは何らかの精神疾患を抱えているとされる．厚生労働省の平成20年の調査では，精神疾患は323万人に上り，近年増加が著しい．平成23年7月，厚生労働省はこれまで重点的に対策に取り組んできた糖尿病，がん，脳卒中，急性心筋梗塞に，新たに精神疾患を加えて「5疾病」とする方針を決めた．なかでもうつ病が増加した背景には，不況の影響や精神科受診への抵抗減などいくつかの要因が考えられるが，副作用が少なく比較的安全性の高い新規抗うつ薬の登場によるところも少なくないと考えられる．表14に新規抗うつ

10. 抗うつ薬の副作用とその対策―うつ病の多様性をめぐって―

表14 新規抗うつ薬の特徴

種類	特徴	一般名	商品名
SSRI	選択的にセロトニン・トランスポーターに作用し，シナプス間隙でのセロトニン量を増加することで抗うつ効果を発揮すると考えられている．抗不安作用が強く，不安・焦燥の目立つうつ病のほか，強迫症状や対人不安など各種の不安障害にも用いられる．服用初期の嘔気，便秘または下痢などの消化器系の副作用がやや目立つが，対症療法で乗り切れることも多い．	フルボキサミン	デプロメール
			ルボックス
		パロキセチン	パキシル
		セルトラリン	ジェイゾロフト
		エスシタロプラム	レクサプロ
SNRI	セロトニンとノルアドレナリン両方の再取り込み阻害作用によるいわゆるデュアル・アクションで，意欲・活動性の低下など抑制症状に特に有効とされる．両系の機能増強を介した下行性疼痛抑制系の賦活により，慢性疼痛にも有効とされる．ノルアドレナリン刺激により排尿困難が生じることがある．	ミルナシプラン	トレドミン
		デュロキセチン	サインバルタ
NaSSA	前シナプスのα₂受容体阻害や各セロトニン受容体阻害により抗うつ効果を発揮する．抗ヒスタミン作用のため，眠気と体重増加が生じることがある（副作用を逆手に取り，不眠や食欲低下に対して用いる場合もある）．	ミルタザピン	リフレックス
			レメロン

SSRI: 選択的セロトニン再取り込み阻害薬，SNRI: セロトニン・ノルアドレナリン再取り込み阻害薬，NaSSA: ノルアドレナリン作動性・特異的セロトニン作動性抗うつ薬

薬の特徴を示す．

2 抗うつ薬の副作用

1 躁転

　すべての抗うつ薬における最大の有害作用は，躁うつ病の既往の有無を問わず出現する可能性のある躁病エピソードであろう．エピソードとは「挿

話」の意だが，ここでは病相期を指す．すなわち，躁状態の（ひとかたまりの）持続期間という意味である．うつ病治療中に，正常気分を通り越して（しばしば急に）躁状態になった場合，"躁に転じた"ことになるので，これを「躁転」とよぶ（英語では 'antidepressant-induced mania' という）．躁状態は概して易怒性や攻撃性を伴うため，社会生活上実害が大きい．例えば，職場で上司に罵声を浴びせてしまったり，濫費といって後先考えないまま高額な契約を結んだり，あるいは脱抑制といって性的逸脱行動に至ることもある．想像すれば分かるが，これらはある意味うつ状態よりも周囲へのインパクトが甚大である．社会的信用の失墜から，地位や財産までも失いかねず，後で取り返しがつかないことも多い．よって，躁転の兆しが見えたら，患者の社会的信用保護の観点からも，治療者は早めに対応したほうがよい．具体的な対策はケースバイケースだが，原因薬剤（ここでは抗うつ薬）の中止，気分安定薬への切り替え（必要に応じ抗精神病薬の一時的併用も検討），学校や職場を休ませるかの判断，入院適応の判断，家族への説明と対応のアドバイスなどがある．なお，精神科入院に関しては，病識（病気であるという患者自身の認識）の有無により，入院形態も変わってくる（任意入院か医療保護入院＝強制入院か）．

　現在では，抗うつ薬投与中の躁転も双極性障害（躁うつ病）の一型とする考え方が受け入れられつつある．よって，抗うつ薬治療中に躁転した既往があるケースでは，たとえうつ病相であっても，抗うつ薬のみで維持せず，気分安定薬（リチウム，カルバマゼピン，バルプロ酸，あるいはラモトリギン）を主剤とし，抗うつ薬を適宜併用する．なお，この場合でも三（四）環系抗うつ薬に比べ，比較的躁転のリスクの低い新規抗うつ薬が選択されることが多い．

2 抗コリン作用

　三（四）環系抗うつ薬はムスカリン受容体を阻害し抗コリン性の副作用を有する．抗コリン作用による副作用で頻度の高いものは，口渇，便秘，排尿障害，視力調節障害（かすみ目）である．抗コリン作用の強弱は，三（四）環系薬剤間で異なる．アミトリプチリン（トリプタノール®）が最も強力で，クロミプラミン（アナフラニール®）がそれに次ぐ．アモキサピン（ア

モキサン®）とマプロチリン（ルジオミール®）は抗コリン作用が比較的弱い．

抗コリン作用は不快なものかもしれないが，一般には重大なものではない．しかしながら，時として重症化することもある．便秘は麻痺性イレウスに，排尿障害は尿閉に至ることがある．閉塞隅角緑内障患者においては突然の緑内障発作を起こしうる．このような状態においては，薬剤は中止しなければならないし，適切な対症療法が必要である．高齢者ではこのようなリスクはより高くなる．

3 消化器症状

上記の抗コリン作用が主に三（四）環系抗うつ薬で問題になるのに対し，新規抗うつ薬で最も頻度の高い副作用といえば，悪心，嘔吐，下痢，食思不振などの消化器症状となる．悪心は約20％の患者に出現し，時には嘔吐を伴う．投与初期に出現することが多く，継続して服用すると2～3週間以内にしだいに消失することが多い．出現は用量依存的であり，初期用量を少なくすると出現率を下げられる．悪心や嘔吐に対しては制吐薬（ガスモチン®など）や六君子湯などを併用するという対策が一般的である．SSRIによって若干頻度が異なり，嘔気はフルボキサミン（デプロメール®，ルボックス®）が，下痢はセルトラリン（ジェイゾロフト®）が高いことが報告されてい

表15 SSRI，イミプラミン、プラセボにおける頻度19%以上の副作用
（文献1より改変・引用）

有害事象	イミプラミン N=599	フルボキサミン N=222	パロキセチン N=1378	セルトラリン N=1568	プラセボ N=851
悪心・嘔吐	-	37%	29%	21%	-
頭痛	19%	22%	20%	-	20%
口渇	76%	26%	20%	-	-
過鎮静	30%	26%	24%	-	-
神経質・不安	-	-	-	-	-
めまい	27%	-	-	-	-
不眠	-	-	-	-	-
発汗	21%	-	-	-	-

る.表15にSSRI,三環系抗うつ薬イミプラミン（トフラニール®）およびプラセボで比較的高頻度にみられる副作用を示す[1].

4 セロトニン症候群

ごく稀ではあるが,悪性症候群と似たセロトニン症候群が起こることがある.セロトニン症候群では,発熱,発汗,不安焦燥,手指振戦やミオクローヌスが現れる.さらに進むと,意識が障害され,肺炎や播種性血管内凝固（DIC）を起こして死に至ることがある.セロトニン症候群が起きたら,ただちにSSRIを中止し,補液を行い,身体症状の改善に努める.また,セロトニン拮抗薬であるシプロヘプタジン（ペリアクチン®）の投与も検討する.表16にセロトニン症候群の診断基準を示す[2].

表16 セロトニン症候群の診断基準[2]

(A) セロトニン作動薬の追加投与や投薬量の増量に一致して,次の症状の少なくとも三つを認める.
 (1) 精神状態の変化（錯乱,軽躁状態）　(2) 興奮　(3) ミオクローヌス
 (4) 反射亢進　(5) 発汗　(6) 悪寒　(7) 振戦　(8) 下痢
 (9) 協調運動障害　(10) 発熱
(B) 他の疾患（例えば感染症,代謝疾患,物質乱用やその離脱）が否定されること.
(C) 上に挙げた臨床症状の出現前に抗精神病薬が投与されたりその用量が増量されていないこと.

5 初期の症状の賦活化

服用初期に,一過性に不眠,不安,イライラ感が出現することがあることは,三（四）環系抗うつ薬時代から知られ,"ジッタリネス症候群"などと呼ばれることがあった.SSRI導入後も,その服用初期における焦燥感や落ち着きのなさの増悪,ときとして攻撃性や自殺関連行動などのリスク増が懸念された.米国食品医薬品局（FDA）（2004年）は「不安,焦燥,パニック発作,不眠,易刺激性,敵意,衝動性,アカシジア（重篤な焦燥感）,軽躁,躁」の10症状を観察のポイントとした（なお,抗うつ薬によるこれらの症状を指してActivation Syndromeという用語が用いられていることがあるが,いまだ一般的に認められた用語ではない.抗うつ薬による初期の症

状の賦活化は，今後さらに検討を加える必要がある）．厚生労働省は 2009 年 5 月に SSRI や SNRI などの新規抗うつ薬の投与により「他人への攻撃性を増す可能性がある」として，添付文書改訂を指示し，新聞各紙もこの話題を取り上げたことから，このような現象は一般の人にも知られるようになった．そして，医師が必要以上に抗うつ薬治療に消極的になったり，徴候もない患者が報道で不安にかられ服薬を突然中断し，かえって病状が悪化したりするなど，治療現場は一部で混乱した．これは，リスク-ベネフィットのバランスを欠いた本末転倒の悲劇ともいえる[3]．

　成人患者におけるパロキセチン投与に関連した敵意関連事象（敵意，攻撃性，怒り，暴力など）のリスクに関して，健常者を対象とした研究，臨床試験，観察研究および市販後調査報告書などを用いた包括的な検討では，パロキセチンと敵意の発現を結び付ける明確なエビデンス（証拠）は得られていない[4]．表 17 はパロキセチンおよび他の抗うつ薬等における敵意関連事象の発現頻度を示している．三（四）環系抗うつ薬，パロキセチン以外の SSRI，ベンゾジアゼピン系抗不安薬などと比較して，パロキセチンによる敵意関連事象の頻度は有意差が付いておらず，同等ということが示されている（当時のマスコミ報道は，結果的にせよバランスを欠いたものだったといえる）．

　一方，自殺に関しては 2007 年 5 月，米国 FDA は製薬メーカーに対して，18～24 歳の若年者では，治療開始初期（一般に最初の 1～2 カ月）に，自殺

表 17 抗うつ薬クラス別の抗うつ薬投与後の敵意関連事象の発現頻度：治療中（用量漸減期を含む）の成人患者における実薬対照比較試験[4]

比較した薬剤群	パロキセチン群 n/N（%）	比較対照群 n/N（%）	オッズ比 （95%信頼区間）	P 値
比較対照薬全体	18/6,522（0.3%）	20/4,969（0.4%）	0.68（0.36, 1.30）	0.25
三環系抗うつ薬	5/2,953（0.2%）	5/2,754（0.2%）	0.93（0.27, 3.22）	1.00
他の SSRI	7/1,200（0.6%）	8/1,218（0.7%）	0.89（0.32, 2.46）	1.00
四環系抗うつ薬	1/527（0.2%）	4/518（0.8%）	0.24（0.03, 2.19）	0.21
ベンゾジアゼピン系薬	0/76（0.0%）	0/77（0.0%）		
その他	5/1,766（0.3%）	3/402（0.7%）	0.38	0.17

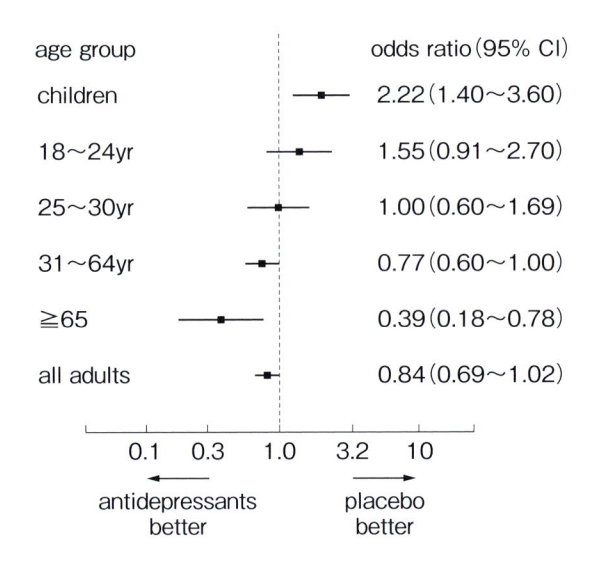

age group		odds ratio (95% CI)
children		2.22 (1.40〜3.60)
18〜24yr		1.55 (0.91〜2.70)
25〜30yr		1.00 (0.60〜1.69)
31〜64yr		0.77 (0.60〜1.00)
≧65		0.39 (0.18〜0.78)
all adults		0.84 (0.69〜1.02)

0.1　0.3　1.0　3.2　10
← antidepressants better　placebo better →

図30 FDAアドバイザリー委員会による抗うつ薬服用者の自殺行動・念慮のオッズ比[5]

関連事象のリスクが高まることを含む警告文を，全ての抗うつ薬のラベルに記載するよう指示している．ただし，24歳を超える患者についてはリスク増加を示す科学的データはなく，65歳以上の患者では自殺リスクはむしろ低減することが示されている（図30）[5]．この警告文では，うつ病などの精神疾患はそれ自体が自殺の最も重要な原因であることも強調している．

このような経緯から，日本うつ病学会は2009年，抗うつ薬適正使用に関する提言をまとめた．すなわち，全ての抗うつ薬を使用する場合，次の点に注意する．

①用量：一般的な注意点として大量投与は避ける．
②用法：原則通り，漸増法，漸減法で行う．
③投与初期（1〜2週間）および増量あるいは変更時にはよりきめの細かな観察（通院間隔を短くするなど）を行う．また，この時期に限らず，投与前に比して，焦燥感，激越，イライラ感，攻撃的態度などが見られる場合には，投与の継続の可否や鎮静作用のある薬剤の併用などを含め再検討する．特に，24歳以下の若年患者に抗うつ薬を使用するに際し

ては，自殺関連行動増加の報告もあり，注意深い観察をしながら投与する．
④双極性障害（躁うつ病）の診断が明確になった場合には，原則として，気分安定薬を主剤とし，抗うつ薬を単独で投与しない．

3 抗うつ薬の副作用？ うつ病の症状？

　うつ病の薬物療法中には，実に様々な"副作用"がみられる．一方，うつ病そのものも様々な身体症状を伴うため，症状と捉えるべきか，副作用と捉えるべきか鑑別が困難なことも実際は多い．例えば，頭痛，便秘や眠気は一般的には副作用と考えられているが，これらの症状は未治療のうつ病患者の半数以上で認められる．事態の複雑さを別の形で示すのが，治験においてプラセボを投与された患者が自発的に報告する副作用頻度である．プラセボを投与された外来うつ病患者が頭痛を訴えた頻度は17～24％に及んでいる．パロキセチン（パキシル®）やセルトラリン（ジェイゾロフト®）による頭痛の頻度は，プラセボを投与された場合よりも1～2％高いだけであった．全体的な身体症状の重症度を強く予測するものは，うつ症状の重症度であり，一見"副作用"と思われる身体症状の良い解消法はより積極的な治療かもしれない．

　副作用発現に関与する別の一般的要因は，患者の副作用に対する脆弱性である．例えば，起立性低血圧の一番の予測因子は治療以前の起立性低血圧の既往とされている．てんかん発作はてんかんの既往がある患者で最も起こりやすい．心伝導障害は，伝導遅延が以前からある患者で最も起こりやすい．

　治療中にみられる身体症状の最終的な発現は，薬物の特定の臓器への直接作用と，抗うつ薬のうつ症状とそれに伴う身体症状への間接的作用，そして患者の特定の症状に対する脆弱性との相互作用による総和の結果である．

　原則としては，抗うつ薬投与後にそれまでなかった身体症状が初出し，中止により症状が消失し，さらに再投与により，症状が再現するようなら，薬剤による副作用と判断できそうである．

4 うつ病の多様性

　うつ病治療はこのように，副作用ひとつの判断からして，事態が複雑化しているのが実態といえる．そもそもうつ病自体が，発生状況や症状経過，そして予後に至るまで，個々の事例により様々であり，一概に論ずるわけにはいかないところがある．うつ病の多様性を理解することは，臨床上極めて実際的で有益な課題であると思われる．そこで，ここからは，多面的要因からみるうつ病という病いの捉え方，そしてそこから見えてくる薬物療法と薬物療法以外のバランスのとり方について概説したい．

　うつ病は，①生物学的な「病気」の部分（他の臓器と同様，脳が機能変調を起こした），②個体側の要因（性格の問題や価値観，「認知」と呼ばれるものの考え方・受け取り方），さらに，③外部状況（環境要因やストレス因）などが複雑に相互作用して形成されている[6]．

　この三要素はそれぞれ「生物学的」，「心理学的」，「社会的」要因とも呼ばれる．それぞれ，薬物療法，精神療法・カウンセリング，環境調整と，主な対処法がそれぞれの要因に対応している（図31）．うつ病が様々なのは，個々の事例でこの構成要因の割合が違うからである．

1 症例その1

　事例で考えてみよう．Aさんは22歳男性．有名高校から順調に進学し，現在大学院修士課程2年生で大手広告代理店に就職が内定している．もう卒論をまとめる時期に来ているが，数カ月前から気分が沈み，実験に意欲がわかず，このままでは修士号取得が危ぶまれるとのことで，両親とともに来院した．両親は，最近の抗うつ薬は効果や安全性に優れているので，それを使って息子の「うつ病」を早く治してやって欲しいという．そこで，自宅で療養をとらせ，抗うつ薬も処方しながら話を聞いていくことにした．しかし，受診回数を重ねて抗うつ薬の種類や投与量をいろいろ調整するも，なかなか治療効果は上がらない．診察室では，やや過干渉な両親に辟易とする本人の様子も伺えた．そこで，本人のみと面談したところ，確かに抑うつ症状

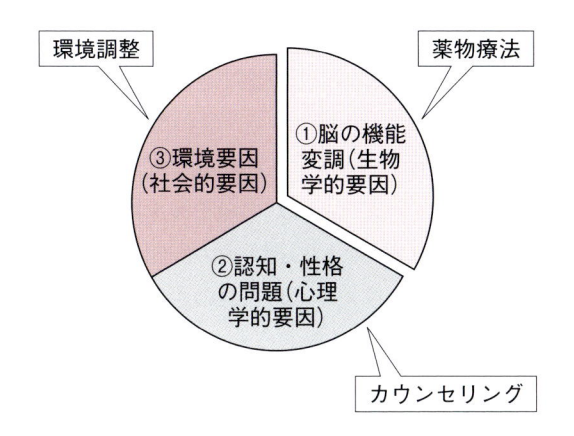

```
         環境調整                薬物療法

              ③環境要因     ①脳の機能
             （社会的要因）   変調（生物
                          学的要因）

                 ②認知・性格
                 の問題（心理
                  学的要因）

                         カウンセリング
```

図 31 うつ病の主な構成三要素と治療法

うつ病では，①生物学的要因（他の臓器と同様，脳が機能変調を来した），②個体側の要因（性格の問題や「認知」と呼ばれるものの見方・とらえ方），さらに，③環境要因（種々のストレス因）の三要素の構成割合が各々の症例で異なる．これを見極めながら，治療戦略・対応を調整していくという視点が肝要である[6]．

はあるものの，専らそれは研究活動に際してに限定され，実験や論文作成以外の場面では普通に生活しているという．研究内容そのものに意義が感じられず行き詰まっていると言い，また進路として，将来にわたって自分が広告業界でやっていきたいのかも分からないという．両親が同席のときは押し黙っている場面が多かったが，本人とだけの面接では自分の気持ちを結構スラスラと述べることも印象的であった．治療者は『本当に自分にどんな仕事が合うかなどは実際に仕事をやってみないと分からない．その会社に内定が取れたということは何かの縁だろうから，いろいろ考えるよりまずやってみてはどうか．ただ，自分で決めた以上，どんな結果が出てもそれは自分の責任．それを忘れないで』，とだけアドバイスした．その後数回の面談を経て，本人は自分の進路についてより主体的に考え出すようになった．一方，両親の存在は診察の場から徐々に薄くなっていった．

この症例は上記①，②，③の三要因のうち，構成要素として②の割合が比較的高いものと考えられる．①の生物学的な脳の病気としての「うつ病」は

問題として本質的でないことは，休養と抗うつ薬投与というスタンダードな治療への反応が芳しくないことからも推察できる（もちろん，抗うつ薬に非反応性のうつ病もあり一概にはいえない）．③の環境要因については，本症例は社会に出る前の心理的モラトリアムの状態に近く，現時点で環境調整はあまり重要でない．強いて言えば，両親の過干渉を控えさせた程度である．よって治療の主眼は②の本人のものの捉え方の問題ということになるが，これには特効薬はない．診療の中で本人に自分のものの捉え方を見直すきっかけを与え，自分で気付いていってもらうしかない．カウンセラーの役目が「患者の心理的な映し鏡になること」と比喩されるのはこのためである．本症例でも，治療者が多少の'パス'は出しているが，シュートを決めるのは当人である．人生は選択の連続であり，ゴールも一つではなく，無数にある．どのゴールに向かって打つのか，打ったシュートが外れたときその球を拾いにいくのも，どうゲームを再開するのかも全部自分の責任である．社会人というピッチとはそういう場所である，そのことを気付かせるのが治療主眼となる．

　仮に，この症例の治療主眼を①の生物学的な脳の病気としての「うつ病」に置いたとしよう．そうすると，休養と薬物療法が主体となるので，休養を十分に与え，いろいろ薬を変更していく（だけ）となる可能性がある．しかし，問題の本質がそこにない以上，これは徒労となる可能性が高い．いくら休養を与えるだけ与え，薬の種類や量をいろいろ工夫したところで，効果は五十歩百歩である．難治例とされる「うつ病」患者のなかには，こういう意味で「誤診」されている例も含まれている．

2 症例その2

　次に別のケースをみてみよう．Bさんは49歳男性の地方公務員．大学当時，軽いうつ状態を経験した．その後も1，2カ月間程度の軽いうつ状態を間欠的に経験したが，特に受診せずにいた．大卒後，公務員となり，大過なく過ごした．40代も後半に差し掛かった一昨年，あるプロジェクトの責任者に抜擢されたが，徐々に仕事が負担となり，うつ状態を再燃．今度のうつ状態は，仕事に支障を来すレベルであったため，初めて精神科クリニックを受診．一時休職・自宅療養の上，抗うつ薬も処方された．しかし，症状は一

進一退で，なかなか十分な改善に至らず，何種類かの抗うつ薬を変更しながら，休-復職を繰り返した．復職時には，復職リハビリ制度など，徐々に負荷を上げる工夫もされたが，しばらくするとうつ状態をぶり返すという具合に，就労は安定しなかった．そうこうするうちに1年半が過ぎ，"難治例"ということで大学病院へ紹介された．病歴の洗い直しを行ったところ，若い頃に気分高揚や他人への過度なお節介，やたら饒舌となったエピソードなど，うつ病相の合間に軽い躁状態が存在したことが明らかになった．そこで，主剤を抗うつ薬から気分安定薬に切り替えたところ，症状は改善し，復職も長期に続いている．

　この症例は，①脳の機能変調，②認知・性格の問題，③環境要因のうち，①の原因を単なるうつ病と見間違ったことに"敗因"がある．うつ病に代表される気分障害には大きく，うつ病相だけを繰り返す単極性うつ病と，うつ病相と躁病相の両方を繰り返す双極性障害（躁うつ病）の2種類がある．この2つの見極めが大事である主な理由として，治療薬が違ってくることが挙げられる．単極性うつ病では，抗うつ薬で治療していくが，同じうつ状態でも双極性障害（躁うつ病）のそれの場合では，抗うつ薬単独では効果が不十分で，気分安定薬で初めて十分な効果の出る症例もある．Bさんも後者であった．本症例では，職場リハビリなど，周囲はかなり③の環境要因に配慮しているが，大元の①の脳の機能変調の見極めが甘く，治療薬の選定が後手に回ったことが，復職が1年半以上遅れた要因となった．

3 多様性をふまえた対応

　この2つのケースを通じて，うつ病の治療場面では上記三要素のどれに主眼を置くかでアウトカム（結果）が大きく変わることがお分かり頂けたと思う．このようにうつ病患者の対応を考える際，この三要素の割合に見当をつけて対応していくとよい．逆にいえば，これを測り損なうと治療の介入や力の入れどころを見誤ることになり，どこか効率の悪い治療になってしまう．

　ただし，問題は個々のケースにおける三要因の構成割合の見極めが専門家でも困難であったり，そこに行きつくまでに時間がかかったりすることである．うつ病の診断は，血圧や血糖値といった，検査データで診断する手法が

通じないので，本人や家族・周囲の話を聞き情報を集め，徐々にこの見極めを行っていくという地道な作業が必要となるのである．

本稿で説明した考え方は，患者に関わる家族，職場，病院などの間での連携の際にも有益たり得る．例えば，精神科主治医でない立場から，そのうつ病患者の精神科主治医とやりとりをする際には（原則本人の同意が必要），本稿で説明したうつ病の構成三要因の割合について主治医がどのように考えているか，という視点でやり取りすると，混沌としたうつ病治療の全体図が少しは見えやすくなり，対応へのヒントも得られるのではないかと思う．

むすび

三環系抗うつ薬の副作用に比べ新規抗うつ薬のそれは大幅に軽減した．一方で，初期の症状の賦活化に代表されるような，純粋な副作用というより素地にあるものとの相互作用ともとれる，複雑化したものが相対的に増えた結果となった．頭痛やめまい，胃部不快，はたまた線維筋痛症という未解明の病名に代表される慢性疼痛の症候を示すもの等々，身体症状とも精神症状とも，場合によっては，うつ病の症状なのか副作用なのか，はっきりしないものにも臨床家は対峙しなければならない．そういう時に，例えば本稿で説明したうつ病の構成三要素などから見当をつけ（すなわち，仮説を立て），そうして患者の訴えによく耳を澄まし，決めつけず，いろいろな可能性を含めて検証し，修正をかけていく．そのような本質を見極める治療姿勢がますます求められる時代となっている．

● 文献
1) Rickels K, Schweizer E. Clinical overview of serotonin reuptake inhibitors. J Clin Psychiatry. 1990; 51 Suppl B: 9-12.
2) Sternbach H. The serotonin syndrome. Am J Psychiatry. 1991; 148: 705-13.
3) 中村 純．抗うつ薬の潜在的有害事象—賦活症状を中心に—．最新精神医学．2008; 16: 459-66.
4) GlaxoSmithKline. Question 2: Risk of Possibly Suicide-Related Events, Self-Harm and Hostility with Paroxetine Data from All Available Sources (Open Access). http://www.gsk.com/media/paroxetine/question_02.pdf

5) Friedman RA, Leon AC. Expanding the black box-depression, antidepressants, and the risk of suicide. N Engl J Med. 2007; 356: 2343-6.
6) 新開隆弘. メンタルヘルス事例の構成三要素. 安全と健康. 2011; 12: 73-5.

〈新開隆弘〉

11 抗うつ薬と他の薬剤との相互作用

　複数の薬を併用投与することにより薬物相互作用が起こり，薬物の効果もしくは副作用は変化する．いくつかの薬物相互作用では，臨床効果が増し，副作用を軽減する有益な相互作用も確認されている．しかしながら，それ以上に薬物相互作用が起こることにより治療効果は下がり，多くの副作用を招く結果となり，臨床上においても注意が必要となる．薬物併用療法は，一般的に特別な薬物の副作用を軽減させる，もしくは治療効果を増大させるために臨床の場で用いられる．また，患者が複数の診療科にまたがって薬物治療を受けていることも少なくない．このようなことから，複数の薬物が併用される機会はまれではなく，処方を受ける際には常に薬物相互作用を考慮する必要がある．本稿では新規抗うつ薬を中心に代謝過程における薬物相互作用を概説する．

1 薬物相互作用とチトクロム P450

　薬物相互作用は，薬力学的薬物相互作用と薬物動態学的薬物相互作用に分けられる．このうち，臨床で問題となる薬物相互作用の約65％は，後者の薬物動態学的薬物相互作用であり，約35％が薬力学的薬物相互作用であるといわれている．薬物動態学的薬物相互作用には吸収・分布・代謝・排泄に関係するものもあるが，このうち代謝に関係する相互作用が60〜70％と最も多く，その96％にチトクロム P450（CYP）が関与するという．CYPは主に肝細胞のミクロソームに局在するヘム酵素で，現在までに50種類以上の CYP 分子種が発見されているが，なかでも向精神薬の代謝に関与する代表的な分子種は CYP1A2，CYP2C9，CYP2C19，CYP2D6 そして CYP3A4 である．少数の例外を除き，抗うつ薬をはじめとする向精神薬は，

そのほとんどが脂溶性物質であり，肝で薬物代謝酵素により酸化・還元・加水分解（第I相反応）された後，グルクロン酸抱合・硫酸抱合などを受け（第II相反応），水溶性の代謝産物となり尿や胆汁中に排泄される．このうち，酸化反応は律速段階となり，ここでの代謝速度が薬物の血中濃度に大きく影響する．この過程で中心的役割を果たす薬物代謝酵素がCYPであり，抗うつ薬に関する薬物相互作用の大半はCYPを介したものである．各々のCYPアイソフォームは特別な遺伝子産物であり，基質特異性に特有な広さのスペクトラムをもっている．これら酵素の活性は一般的に決められており，薬物の併用投与と行った環境因子によって強い影響を受ける可能性がある．CYPアイソフォームを含む薬物相互作用は，一般的に酵素の阻害，もしくは酵素誘導の2つの経過のうち1つから生じる．酵素阻害は，酵素に結合する部位で他の薬物との競合が起こる．一方で酵素誘導は，薬物がさらに酵素蛋白の合成を刺激し酵素の代謝能力を高めることによって生じる．

　CYPは基質特異性が低く，1つの分子種が複数の薬物の代謝を触媒とすることが多い．それゆえ，同一分子種の基質となる薬物を併用すると，同じ代謝酵素を競合し，酵素に対する親和性が高い薬物が低い薬物の代謝を阻害することになる．その結果，代謝遅延が起こり，基質薬物の血中濃度が上昇する．特定のCYPを阻害する薬物として，H_2ブロッカーのシメチジンやアゾール系抗真菌薬は非特異的にCYPを阻害することで知られており，特にCYP3A4が強い阻害作用を受ける．また，新規抗うつ薬の選択的セロトニン再取り込み阻害薬（selective serotonin reuptake inhibitor：SSRI）は，後述するように1つ以上のCYP分子種を阻害することが知られている．

　一方，特定のCYP生合成を誘導する薬物も知られている．CYPが酵素誘導を受けると，基質となる薬物の代謝が促進され，薬物の血中濃度が低下し，薬効が減少する可能性がある．CYPの分子種とその基質となる薬物，阻害薬，誘導薬を表18に示した．この情報は，治療者にとって薬物の相互作用を予見し回避するのに非常に有用であるものと考えられる．

11. 抗うつ薬と他の薬剤との相互作用

表18 主なCYP分子種と基質薬物，阻害物質，誘導物質（文献1，2より引用）

CYP1A2	CYP2C9	CYP2C19	CYP2D6	CYP3A4
抗うつ薬	抗てんかん薬	抗うつ薬	抗うつ薬	抗うつ薬
イミプラミン	フェニトイン	イミプラミン	イミプラミン	イミプラミン
クロミプラミン	フェノバルビタール	クロミプラミン	クロミプラミン	クロミプラミン
アミトリプチリン	バルプロ酸ナトリウム	アミトリプチリン	アミトリプチリン	アミトリプチリン
フルボキサミン	その他	シタロプラム*	デシプラミン	トラゾドン
ミルタザピン	ジクロフェナク	モクラベミド*	ノルトリプチリン	セルトラリン
抗精神病薬	イブプロフェン	抗てんかん薬	トラゾドン	ネファゾドン*
ハロペリドール	ナプロキセン	S-メフェニトイン*	ミアンセリン	ミルタザピン
オランザピン	ピロキシカム	フェニトイン	フルボキサミン	抗精神病薬
クロザピン	S-ワルファリン*	ベンゾジアゼピン系薬物	パロキセチン	ハロペリドール
その他	トルブタミド	ジアゼパム	フルオキセチン*	リスペリドン
テオフィリン	トラセミド	その他	シタロプラム*	クエチアピン
カフェイン		オメプラゾール	ヴェンラファキシン*	クロザピン
R-ワルファリン*		プロプラノロール	ミルタザピン	ジプラシドン*
タクリン*		R-ワルファリン*	抗精神病薬	セルトラリン
パラセタモール			チオリダジン	抗てんかん薬
			パーフェナジン	カルバマゼピン
			ハロペリドール	ベンゾジアゼピン系薬物
			リスペリドン	アルプラゾラム
			オランザピン	ミダゾラム
			クロザピン	トリアゾラム
			セルチンドール*	その他
			ズクロフェンチゾール*	ジルチアゼム
			その他	フェロジピン
			コデイン	ニフェジピン
			デキストロメソルファン	ベラパミル
			トラマドール	エリスロマイシン
			アルプレノロール	クラリスロマイシン
			ブフラロール*	インジナビル
			メトプロロール	リトナビル*
			チモロール	シクロスポリン
			ピンドロール	タクロリムス
			エンカイニド*	テルフェナジン
			フレカイニド	タモキシフェン
			プロパフェノン	アミオダロン
			デブリキソン*	キニジン
			スパルテイン*	メサゾン
			フェンホルミン*	エチニルエストラジオール
				レボノルゲストレル
				スタチン

(基質)

11. 抗うつ薬と他の薬剤との相互作用

	CYP1A2	CYP2C9	CYP2C19	CYP2D6	CYP3A4
阻害物質	フルボキサミン シプロフロキサシン	フルボキサミン フルオキセチン* スルファフェナゾール* フルコナゾール ミコナゾール	フルボキサミン オメプラゾール チクロピジン	パロキセチン フルオキセチン* チオリダジン パーフェナジン キニジン	ケトコナゾール イトラコナゾール フルコナゾール シメチジン エリスロマイシン トリアセチルオレアンドマイシン* ネフェゾドン* リトナビル* グレープフルーツジュース
誘導物質	フェノバルビタール フェニトイン カルバマゼピン リファンピシン オメプラゾール 喫煙	フェノバルビタール フェニトイン カルバマゼピン リファンピシン	フェノバルビタール フェニトイン カルバマゼピン リファンピシン		フェノバルビタール フェニトイン カルバマゼピン リファンピシン

＊ わが国未発売もしくは市場流通していないもの

2 主な新規抗うつ薬の薬物相互作用

1 選択的セロトニン再取り込み阻害剤
(selective serotonin reuptake inhibitor：SSRI)

　新規抗うつ薬であるSSRIは，従来の抗うつ薬に比して循環器系への影響などの重篤な副作用が生じにくいといわれ，今日，うつ病の第一選択薬となりつつあり，また不安障害や強迫性障害などにも有効である．一方で，SSRIはそれ自体がいずれかのCYP分子種を阻害するという特性をもち，他剤との薬物相互作用に留意する必要がある．

　わが国で発売されているSSRIは，フルボキサミン，パロキセチン，セルトラリン，エスシタロプラムである．

①フルボキサミン

　生体内変化に関与しているアイソフォームは，まだ十分に同定されていないが，生体内でCYP2D6とCYP1A2が重要な役割をもつ[3]．フルボキサミンは，CYP1A2とCYP2C19の強力な阻害薬であり，CYP3A4に中等度，

CYP2D6に対して弱い阻害作用を有する[4]．また，CYP2C9に対しても阻害作用を示すと考えられている．このため，これらによって代謝を受ける薬物との併用により，それら薬物の血中濃度が大きく増大する可能性がある．例えば，三環系抗うつ薬は，CYP2C19やCYP1A2（一部CYP3A4）により脱メチル化を受けるが，フルボキサミンはこれらすべてのアイソフォームを阻害する．また，三環系抗うつ薬のもう一つの主要代謝経路である水酸化は主としてCYP2D6により行われるが，フルボキサミンはCYP2D6に対しても弱いながら阻害作用を有する．このため，イミプラミン，デシプラミン，アミトリプチン，クロミプラミンいずれにおいてもフルボキサミンの併用による血中濃度の上昇が報告されている[5]．また，他に併用の可能性が高い薬物としてはベンゾジアゼピン系の抗不安薬，睡眠薬があげられる．これらの多くはCYP3A4（ジアゼパムなどについてはCYP2C19が関与）を介して代謝されるため，フルボキサミンとの併用により血中濃度が上昇する．したがって，フルボキサミンを使用している患者に対してはロラゼパムなどの抱合代謝を受けるベンゾジアゼピンを選択することが望ましい．

　また，フルボキサミンはさまざまな抗精神病薬との併用にも注意を要する．フルボキサミン50〜300mg/日の追加投与により，統合失調症患者の維持療法中でハロペリドールの血中濃度が1.8〜4.2倍増加する結果が報告されている[6]．この相互作用はフルボキサミンがハロペリドールの代謝に関与するCYP1A2とCYP3A4の阻害作用によって説明される．臨床的に問題とされる代謝総合作用が，フルボキサミンと非定型精神病薬であるクロザピンとオランザピンとの間に生じる．フルボキサミンがクロザピンの血中濃度を5〜10倍上昇させ，中毒域に至る可能性があることが報告されている．したがって，フルボキサミンとクロザピンの併用は，注意が必要であり，両薬は低用量で使用されることが望ましい[7]．この相互作用は，クロザピンの主要な代謝酵素であるCYP1A2の阻害だけでなく，CYP2C19とCYP3A4のフルボキサミンの阻害作用も関与している[8]．最近の研究では，フルボキサミンがオランザピンの血中濃度を約2倍上昇させることが報告されている[9]．オランザピンの代謝に主に関与しているCYP1A2へのフルボキサミンの強力な相互作用が，この相互作用に影響している．

　いくつかの症例報告で，フルボキサミンとテオフィリンの併用療法から非

11. 抗うつ薬と他の薬剤との相互作用

表 19 主な SSRI の CYP に対する阻害作用（文献 1 より引用）

	CYP1A2	CYP2C9	CYP2C19	CYP2D6	CYP3A4
フルボキサミン	+++	++	+++	+	++
パロキセチン	+	+	+	+++	+
フルオキセチン*	+	++	+〜++	+++	+〜++
セルトラリン	+	+	+	+〜++	+
シタロプラム	−	−	−	−	−

−：阻害作用なし，+：軽い阻害作用，++：中等度阻害作用，+++：強い阻害作用
*：わが国未発売もしくは市場流通していないもの

常に危険な副作用の起こることが報告されている[10]．したがって，フルボキサミンは，抗うつ薬やベンゾジアゼピン系薬物以外にもフェニトイン，カルバマゼピン，プロプラノロール，テオフィリン，シクロスポリン，ワルファリンなどの血中濃度を 1.5〜5 倍程度上昇させることが報告されており，いずれも併用注意とされている．さらにフルボキサミンは，MAO（モノアミンオキシダーゼ）阻害薬やリチウムとの間で，おそらく薬物動力学的機構に基づくと考えられる相互作用（作用の増強）が報告されており，それぞれ使用禁忌，併用注意となっている．

② パロキセチン

パロキセチンの主要代謝経路は肝代謝であり，主に CYP2D6 が寄与していると考えられるが，その他の代謝酵素の寄与も考えられている．パロキセチンは，in vitro の研究において，SSRI 中で最も強力な CYP2D6 の阻害薬である．一方でパロキセチンは他の CYP 酵素にはほとんど影響しない．さらに，パロキセチンの中間代謝物（M2）も，CYP2D6 に対して阻害作用をもっている[11]．したがって，パロキセチンは CYP2D6 の基質と併用したときに，臨床的に問題となる薬物相互作用の原因となりうる．

また，in vivo においても，パロキセチンは CYP2D6 の阻害剤として働き，その基質薬物の血中濃度を上昇させることが報告されている．三環系抗うつ薬の代謝には CYP2D6 が重要な役割を果たしていることから，パロキセチンは三環系抗うつ薬の血中濃度を上昇させると考えられる．パロキセチンは，CYP2D6 によって代謝されるいくつかの従来型抗精神病薬と新規型抗精神病薬の代謝を阻害することが知られている．健常者ボランティアの薬物動態研究で，パロキセチンを併用することによりペルフェナジンの最高血中濃度を 1.3〜2 倍上昇させ，中枢神経系の副作用（鎮静，錐体外路症状，

精神運動機能悪化）の発現が報告されている[12]．統合失調症患者の最近の研究では，20mg/日のパロキセチンがリスペリドンの血中濃度を3～9倍上昇させ，わずかではあるが有意に活性代謝物である9-水酸化リスペリドンの血中濃度を減少させた．その結果 active moiety（リスペリドン+9-水酸化リスペリドン）の血中濃度が平均で45％増加することが報告されている[13]．これらの変化は錐体外路症状の副作用の発現もしくは増悪に関係する．ほかにも CYP2D6 により代謝される薬物は多く，これにはプロパフェノン，フレカイニドなどの抗不整脈薬や，チモロールなどの β 遮断薬といった循環器系薬物も含まれている．このため，これらの薬物との併用には注意が必要であると考えられる．

　一方，パロキセチンは他の CYP アイソフォームに対する阻害作用はそれほど強いものではないと考えられている．このため，ベンゾジアゼピン系薬物やフェニトイン，カルバマゼピン，バルプロ酸など抗てんかん薬との間で臨床上意義のある相互作用は起こらないと考えてよい．しかしながら，パロキセチンとワルファリンの併用で有意な薬物動態の相互作用はないにもかかわらず，2つの薬物を併用したときに出血傾向となることが報告されている[14]．したがって，ワルファリンとの併用には注意が必要である．また，パロキセチンはフルボキサミン同様，MAO 阻害薬との阻害作用（作用の増強）が報告されており，両者の併用は禁忌となっている．

　③セルトラリン

　セルトラリンの主要代謝経路は，N-脱メチル化を受け，セロトニン再取り込み阻害薬としては parent drug より弱い N-脱メチル化セルトラリンとなる．

　CYP3A4 が，この代謝に関わる主要酵素であるが，CYP2D6 を含む他の酵素もおそらくは関与していると考えられている[15]．

　in vitro 研究で，セルトラリンが軽度から中等度の CYP2D6 の阻害薬であり，他の CYP 酵素にも弱い阻害作用があり，これが相互作用の原因となる[16]．まだこれと一致して，セルトラリンは in vivo においても同様の相互作用を見せる．

　50mg/日の一般的な有効投与量でセルトラリンは，他の SSRI と比較すると三環系抗うつ薬の血中濃度を有意に変化させないことが報告されてい

る[17]．しかしながら，CYP2D6阻害作用は用量依存的であり，より高容量でセルトラリンが使用されたとき，有意な血中濃度の上昇が起こる可能性がある[18]．セルトラリン併用後にクロザピンの血中濃度が中程度増加した2症例が報告されている[19]．しかしながら，薬物動態研究では，セルトラリンはクロザピンとオランザピンの血中濃度に有意に影響しないと報告されている[20]．

セルトラリンとベンゾジアゼピン系薬物との間には，代謝相互作用は無いと考えられている．健常者ボランティアを対象にジアゼパムもしくはアルプラゾラムにセルトラリン50〜200mg/日の併用が薬物動態パラメータに有意な変化を起こさなかったことが報告されている[21]．また，200mg/日のセルトラリンの投与が，それぞれCYP3A4，CYP2C9の基質であるカルバマゼピンとフェニトインの薬物動態パラメータに変化をもたらさなかったことが報告されている[22]．セルトラリンは，ワルファリンのfree fractionを軽度増加させ，プロトロンビン時間を軽度延長（8.9％）させるが，臨床的には重要な問題にならないことが報告されている[23]．

④エスシタロプラム

シタロプラムの光学異性体であり，S体であるエスシタロプラムがSSRIとしての活性がある．エスシタロプラムはCYP2C19とCYP2D6，CYP3A4で代謝され，N-脱メチル化が主要代謝経路である．一次代謝物としてS-demethyl体（S-DCT），二次代謝物にはCYP2D6のみが関与してS-didemethyl体（S-DDCT）が産生される．光学分離されたS-シタロプラム（エスシタロプラム）は既存のSSRIのなかで最も選択的なセロトニン再取り込み阻害作用を有しており，ノルアドレナリンの1,190倍，ドパミンの19,000倍のセロトニン再取り込み阻害作用がin vitroで確認されている．薬物動態研究では，セルトラリンはクロザピンとオランザピンの血中濃度に有意に影響しないと報告されている[1]．

2 セロトニン・ノルアドレナリン再取り込み阻害薬
（serotonin-noradrenaline reuptake inhibitor：SNRI）

SNRIはSSRIに続く次世代の抗うつ薬として期待されており，わが国においてはミルナシプラン，デュロキセチンが発売されている．

①ミルナシプラン

　他の抗うつ薬と異なり，体内からの排泄経路が腎排泄型である．投与されたミルナシプランの50％が48時間までに未変化体の形で排泄されると報告されている．代謝物としてはグルクロン酸抱合体が中心であり，N-脱エチル体の濃度も上昇する．N-脱エチル化にはCYP3A4が関与しているため，CYP3A4の阻害剤や誘導剤により本剤の血中濃度が変化する可能性がある．また，グルクロン酸転移酵素を介した相互作用が考えられるため，カルバマゼピンにおいては注意すべき可能性がある．しかし薬物間相互作用に関しては，ミルナシプランンは腎排泄型で代謝の寄与が小さいこと，蛋白結合率も低いことなどから，比較的相互作用を起こしにくい薬物であると考えられる．

②デュロキセチン

　デュロキセチンは主にCYP1A2とCYP2D6で代謝され，各酸化的代謝にはCYP1A2が中程度に親和性を示し，特に5-hydroxy体と4-hydroxy体の酸化的代謝にはCYP2D6が強く親和性を示す．主要代謝物の活性価は低く，臨床では問題にならず，抗うつ作用を発現させるのはデュロキセチンの未変化体であることが示唆される．デュロキセチンは中程度にCYP2D6を阻害するが，CYP2D6を誘導する薬物は知られていない．また，CYP1A2の阻害能は最小限であり，誘導をすることもないとされる．このことから，チトクロームP450に関与しないミルナシプランには劣るが，デュロキセチンの薬物相互作用は比較的少ないとされる．しかし，デュロキセチンは軽いCYP2D6阻害薬であり，強力なCYP2D6阻害薬のパロキセチンや高用量（100mg/日～）でCYP2D6を阻害するセルトラリン，強力なCYP1A2阻害薬のフルボキサミンとの併用で最大血中濃度とAUCの上昇が見られたため，それらの阻害薬との併用には注意すべきである．また，薬物動態研究では，クロザピン，オランザピン，アリピプラゾールの血中濃度に有意に影響しないと報告されている．しかしリスペリドンの併用では，リスペリドンの血中濃度を20～30％上昇させると報告されている[1]．

　MAO阻害薬は併用禁忌である．モノアミンの代謝が阻害されることにより，脳内のモノアミン濃度が高まった上でのモノアミン再取り込み阻害により，昏睡や全身痙攣などの症状が現れるおそれがあるためである．また，ピ

モジドの併用は，ピモジドの酸化的代謝が阻害されて血中薬物濃度と AUC が上昇した結果，心電図で QT 延長をきたす可能性があるため，併用に注意を要する．

3 ノルアドレナリン作動性・特異的セロトニン作動性抗うつ薬（Noradrenergic and Specific Serotonergic Antidepressant: NaSSA）

SSRI や SNRI とは異なる作用機序であり，シナプス前 α 2-自己受容体とヘテロ受容体に対してアンタゴニストとして作用し，ノルアドレナリンとセロトニン（5-HT）の神経伝達を増強する．また，5-HT$_2$ 受容体と 5-HT$_3$ 受容体を遮断する作用があるため，抗うつ作用に関連する 5-HT$_{1A}$ 受容体のみを特異的に活性化することによって抗うつ効果を発揮する．日本ではミルタザピンが発売されている．

①ミルタザピン

ミルタザピンのチトクローム P450 の阻害能は最小限であり，薬物相互作用は比較的少ないとされる．

MAO 阻害薬は，脳内のノルアドレナリン，セロトニンの神経伝達が高まるため，併用禁忌である．CYP3A4 阻害剤（HIV プロテアーゼ阻害薬，アゾール系抗真菌薬，エリスロマイシン等）はミルタザピンの血漿中濃度が増大する可能性がある．また，CYP3A4 誘導剤（カルバマゼピン，フェニトイン，リファンピシン等）は，ミルタザピンの血漿中濃度が減少する可能性がある．シメチジンは，CYP1A2，CYP2D6，CYP3A4 等への阻害作用によりミルタザピンの血漿中濃度が増大する可能性がある．鎮静薬（ベンゾジアゼピン系薬剤等）は，相加的な鎮静作用が考えられる．そのため，いずれも併用に注意が必要である．

むすび

以上，現在第一選択薬としてうつ病治療に用いられる機会の多い SSRI と SNRI，NaSSA の薬物相互作用について概説した．今回は薬物相互作用を薬物動態の視点でまとめた．薬物代謝酵素の研究の進歩により，代謝過程での薬物相互作用はある程度の予測が可能になってきた．これらの知識をもと

に，重篤な薬物相互作用を起こす可能性がある薬物の併用を避けることが望ましいが，やむを得ず併用せざるを得ない場合には，薬物相互作用の可能性を念頭に置き，薬物の血中濃度を測定したり，治療効果や副作用の出現を注意深く観察しながら薬物療法を進めなければならない．今後，薬物動態の変化に起因する報告数もまた増加することが予測され，さらなる検討が必要である．また，遺伝的素因による薬物動態の個人差および薬物受容体の個人差もまた検討項目として残されており，患者ごとの状態を考慮した臨床診断がさらに求められている．

● 文献

1) Muscatello MR, Spina E, Bandelow B, et al. Comorbid anxiety disorders: clinically relevant drug interactions. Human Psychopharmacology: Clinical and Experimental. 12 Jul 2011. p.1-46.
2) Spina E, Scordo MG, D'Arrigo C. Metabolic drug interactions with new psychotrophic agents. Fundam Clin Pharmacol. 2003; 17: 517-38.
3) Carrillo JA, Dahl ML, Svensson JO, et al. Disposition of flevoxamine in humans is determined by the polymorphic CYP2D6 and also by the CYP1A2 activity. Clin Pharmacol Ther. 1996; 60: 183-90.
4) Brosen K, Skjelbo E, Rasmussen BB, et al. Fluvoxamine is a potent inhibitor of cytochrome P450 1A2. Biochem Pharmacol. 1993; 45: 1211-4.
5) Olver JS, Burrows GD, Norman TR. Third-generation anti-depressants: do they offer advantages over the SSRIs? CNS Drugs. 2001; 15: 941-54.
6) Daniel DG, Randolph C, Jaskiw G, et al. Coadministration of fluvoxamine increases serum concentrations of haloperidol. J Clin Psychopharmacol. 1994; 14: 340-3.
7) Szegedi A, Anghelescu I, Wiesner J, et al. Addition of low-dose fluvoxamine1 to low-dose clozapine monotherapy in schizophrenia: drug monitoring and tolerability data from a prospective clinical trial. Pharmacopsychiatry. 1999; 32: 148-53.
8) Shader RI, Greenblatt DJ. Clozapine and fluvoxamine, a curious complexity. J Clin Psychopharmacol. 1998; 18: 101-2.
9) Hiemke C, Peled A, Jabarin M, et al. Fluvoxamine augmentation of olanzapine in chronic schizophrenia: pharmacokinetic interactions and clinical effects. J Clin Psychopharmacol. 2002; 22: 502-6.
10) DeVane CL, Markowitz JS, Hardesty SJ, et al. Fluvoxamine-induced theophylline toxicity. Am J Psychiatry. 1997; 154: 1317-8.
11) Crewe HK, Lennard MS, Tucker GT, et al. The effect of selective

serotonin re-uptake inhibitors on cytochrome P4502D6 (CYP2D6) activity in human liver microsomes. Br J Clin Pharmacol. 1992; 34: 262-5.
12) Ozdemir V, Naranjo CA, Herrmann N, et al. Paroxetine potentiates the central nervous system side effects of perphenazine: contribution of cytocromeP4502D6 inhibition in vivo. Clin Pharmacol Ther. 1997; 62: 334-47.
13) Spina E, Avenso A, Facciola G, et al. Plasma concentrations of risperidone and 9-hydroxyrisperidone during combined treatment with paroxetine. Ther Drug Monit. 2001; 23: 223-7.
14) Bannister SJ, Houser VP, Hulse JD, et al. Evaluation of the potential for interactions of paroxetine with diazepam, cimetidine, warfarin, and digoxin. Acta Psychiatr Scand Suppl. 1989; 350: 102-6.
15) Kobayashi K, Ishizuka T, Shimada N, et al. Sertraline N-demethylation is catalyzed by multiple isoforms of human cytochromeP450 in vitro. Drug Metab Dispos. 1999; 27: 763-6.
16) Nemeroff CB, DeVane CL, Pollock BG. Newer antidepressants and the cytochromeP450 system. Am J Psychiatry. 1996; 153: 311-20.
17) Preskorn SH, Alderman J, Chung M, et al. Pharmacokinetics of desipramine coadministered with sertraline or fluoxetine. J Clin Psychopharmacol. 1994; 14: 90-8.
18) Solai LK, Mulsant BH, Pollock BG, et al. Effect of sertraline on plasma nortriptyline levels in depressed elderly. J Clin Psychiatry. 1997; 58: 440-3.
19) Pinninti NR, de Leon J. Interaction of sertraline with clozapine. J Clin Psychopharmacol. 1997; 17: 119-20.
20) Spina E, Avenoso A, Salemi M, et al. Plasma concentrations of clozapine and its major metabolites during combined treatment with paroxetine or sertraline. Pharmacopsychiatry. 2000; 33: 213-7.
21) Hassan PC, Sproule BA, Naranjo CA, et al. Dose-response evaluation of the interaction between sertraline and alprazolam in vivo. J Clin Psychopharmacol. 2000; 20: 150-8.
22) Rapeport WG, Williams SA, Muirhead DC, et al. Absence of a sertraline-mediated effect on the pharmacokinetics and pharmacodynamics of carbamazepine. J Clin Psychiatry. 1996; 57: 20-3.
23) Apseloff G, Wilner KD, Gerber N, et al. Effect of sertraline on protein binding of warfarin. Clin Pharmacokinet. 1997; 32: 37-42.

〈橋本浩二郎,　中神　卓,　古郡規雄〉

12 一般身体科医と精神科医との連携[1]

　うつ病の人が初診で受診する診療科で最も多いのは内科である．そして，精神科や心療内科を初診する人は，うつ病患者の10％以下とされている．日本人のうつ病の特徴として，全身倦怠感，頭痛，腰痛，耳鳴，めまい，不眠などの身体症状が前景に出ていることが多い（仮面うつ病）．したがって，まず，身体症状について質問して，抑うつ気分の有無や気分の日内変動を尋ねるが，

① 診断が困難な場合には，専門医に紹介する．
② SSRI，SNRIやスルピリドを十分量，十分な期間投与しても症状が改善しない場合は専門医へ紹介する．
③ 精神病像を伴って，症状が重篤な場合は専門医へ紹介する．

　うつ病の三大妄想とされる心気妄想（例えば，いろいろな検査を繰り返し，医師は何ともないと言うが，自分は癌のため余命が少ないと訴える），罪業妄想（例えば，このような病気になったのは自分が過去に大きな過ちをしたからだと確信している），貧困妄想（例えば，客観的には何ら経済的な心配はないのに，自分に支払い能力がないと確信している）は，うつ状態と相関しており，抑うつ気分が改善してくると回復する二次妄想がほとんどである．したがって，妄想発現の機序をよく理解しておけば，専門医が必ずしも診る必要はないが，対応が困難な場合は専門医へ紹介する．また，うつ状態とは関連がない精神症状があると思えたら，専門医に紹介する．

Key words

仮面うつ病と警告うつ病

　仮面うつ病とは，本質はうつ病であるにもかかわらず，身体症状が前景に出ている病態である（うつ病であるので，抗うつ薬で治療可能である）．一方，重症の身体疾患（例えば膵臓がん）のためうつ状態が前景に出ているものを警告うつ病という．

④ 産後のうつ病

産後のうつ病は，遷延することが多いため治療初期から専門医が診るべきである．

⑤ 躁状態を伴う場合

先に述べたように躁状態を有するうつ病は，双極性障害であり，治療法が異なるので，専門医が診るべきである．

⑥ 自殺念慮が強い場合

うつ病は，自殺を起こしやすい病態であり，自殺企図の既往や，自殺念慮があることが明確な場合は，専門医が診るべきである．もちろん精神科医が診れば自殺防止ができるというわけではないが，精神科医は少なくとも対応には慣れているであろう．ただし，精神科病棟に入院する場合には，一般の医療法以外の精神保健福祉法の制限を受けるため，精神保健指定医の診察や保護者の選任などの手続きが必要になってくる．

●文献
1) 中村　純．専門医へ紹介したほうがよい場合．In: 日本医師会，編．西島英利，監修．自殺予防マニュアルー一般医療機関におけるうつ状態・うつ病の早期発見とその対応．東京：明石書店；2004. p.47-9.

〈中村　純〉

おわりに

　現在，わが国では欧米と同じように三環系抗うつ薬，四環系抗うつ薬，スルピリド，さらに4種類のSSRIおよび2種類のSNRIなど20種類以上の抗うつ薬がうつ病の薬物療法に用いられている．
　最近上市されたSSRIやSNRIの多くは，米国の臨床試験と同様に他の抗うつ薬と異なりプラセボ（偽薬）を対照にした二重盲検法を経て認可された薬剤であり，その意味ではその効果にエビデンスがあるといえる．しかし，臨床治験に応じた対象から得られたという過程を経ており，ある限られた患者が対象となった可能性もあり，これらの結果が実際の臨床現場でのうつ病治療を反映している保証はない．したがって，そのエビデンスにも限界があることを認識しておく必要がある．しかし，従来の抗うつ薬に比べると，効果や副作用が明確に示されており，うつ病患者にSSRIやSNRIなどの新規抗うつ薬から用いるというのは現実的な対応と思われる．
　最近はうつ病と診断される患者が増加しているが，症状や病態は多様化しており，臨床医にはより精緻な診断と治療が要求されてきている．そして，うつ病治療における薬物療法の役割は増大してきているが，その選択が曖昧になされているのが現実である．
　それぞれの薬剤の特徴を熟知した上で，患者にどのような症状があるのか，重症度はどの程度なのかを十分把握した上で薬剤選択をすべきである．
　また，二重盲検法の結果は，偽薬と抗うつ薬との臨床効果の差が極めて少ないことも明らかにした．したがって，薬物療法をきちんと行うためにも精神療法の技能を高める必要がある．うつ病の治療には修正型電気けいれん療法が必要な重症例から軽症例までさまざまであるが，全体的には軽症うつ病が増加してきており，抗うつ薬による薬物療法と共に精神療法の役割が大きくなっている．また，精神科医や心療内科医が抗うつ薬の投与だけでうつ病を治療する人はいないと考えられるが，増加したうつ病に対してややもすれば，抗うつ薬に頼り過ぎるきらいがあるので，うつ病の治療には，精神療法と薬物療法の両輪を考えるべきである．

そして，本書はその片輪である抗うつ薬の実践的な投与方法や効果，副作用を示したものであるので，それぞれの抗うつ薬の特徴を十分理解した上で臨床応用に生かして欲しいと思っている．

〈中村　純〉

索 引

あ

アドヒアランス	7, 41
アナフラニール	166
アポモルフィン	120
アミトリプチリン塩酸塩	24, 168
アモキサピン	26, 168
アモキサン	168
アルコール依存症	2
アロステリック作用	72
アンプリット	168

い

イミプラミン塩酸塩	24, 84, 160
遺尿症	24, 25

う

うつ病

基本症状	13
再燃・再発	52
三大妄想	156
遷延化	52
多様性	138
治癒過程	10
治療の基本	1

え

エスシタロプラムシュウ酸塩	70, 147, 151, 174
塩酸セルトラリン	174

か

カテコールアミン	65
カルバマゼピン	126

か（続）

下垂体漏斗系	118
仮面うつ病	156
過量服薬	96
顆粒球減少症	113
笠原の七原則	10
渇酒症	2

き

キニジン様作用	21, 23, 83
喫煙	102
急速交代型	4, 89
強迫性障害	49
勤労者のうつ病	108

く

クロミプラミン塩酸塩	25, 166
グルクロン酸抱合体	77

け

ケタミン	128
傾眠	108
激越性うつ病	19
血管性うつ病	19
血中BDNF濃度	127
血中HVA（homovanillic acid）濃度	18, 65
血中MHPG濃度	65

こ

5疾病	130
甲状腺機能低下	125
甲状腺ホルモン増強療法	125
抗コリン作用	21, 23, 132
抗ヒスタミン作用	21, 23

索引

抗利尿ホルモン不適合分泌
　　症候群（SIADH） 97
高プロラクチン血漿 64
高齢患者 64
黒質線条体経路 116

さ

サインバルタ 93, 176
再発予防効果 73
罪業妄想 156
三環系抗うつ薬（TCA） 21
　　脂溶性 23
産後うつ病 65

し

シナプス後 D_2 受容体 118
シナプス前 D_2 受容体 118
ジェイゾロフト 174
自己受容体 118
下田光造 88
社会復帰 96
社交不安障害 49
若年発症のうつ病・うつ状態 108
初期統合失調症 116
女性化乳房 118
女性患者 64
消化器症状 133
焦燥不安型 88
食欲亢進 111, 113
食欲不振 17
心気妄想 156
心的外傷後ストレス障害 49
神経障害性疼痛 95
深睡眠 106
新規抗うつ薬の特徴 131
腎排泄型 152

す

スルピリド 115

スルモンチール 166
睡眠改善作用 108
錐体外路症状 26
杉田直樹 88

せ

セチプチリンマレイン酸塩 33, 170
セルトラリン 62, 147, 150
セロトニン 84
セロトニン症候群 44, 97, 100
　　診断基準 134
せん妄 38
性機能障害 66, 77
性別とミルナシプラン 87
精神運動制止 17
精神運動抑制 85
精神運動抑制型（意欲低下主体型）
　　 88
精神病性うつ病 26
線維筋痛症 95
線形性 62
選択的セロトニン再取り込み
　　阻害薬 40, 49, 62, 70, 145, 147
全般性不安障害 49, 95

そ

双極性障害 60, 89
双極性障害が示すうつ状態 4, 126
早期の効果発現 106
躁うつ病 4, 89
躁状態 90
躁転 22, 89, 131
躁転率 90
増強療法 128

た

タンドスピロン 121
体重増加 113
体重増加作用 111

単一精神疾患論 116
単極性うつ病 3
炭酸リチウム増強療法 124

ち

チトクローム P450（CYP） 45, 62, 107, 144
治療抵抗性うつ病 22
治療抵抗性大うつ病性障害 126
中止後症状 58
中断症候群 44, 66
中脳皮質経路 116
中脳辺縁経路 116
注射製剤 25

て

テシプール 170
テトラミド 170
デジレル 172
デプロメール 172
デュロキセチン塩酸塩 93, 152, 176
敵意関連事象 135

と

トフラニール 166
トラゾドン塩酸塩 36, 172
トリプタノール 168
トリミプラミンマレイン酸塩 25, 166
トレドミン 83, 176
ドスレピン塩酸塩 26, 170
ドパミン 65
ドパミン作動薬の併用 127
疼痛治療 24
糖尿病性神経障害 95

な

内因性うつ病 84
　診断 85

難治性うつ病 123, 128

に

二次妄想 156
乳汁分泌 118

ね・の

年齢による有効性の違い 85
ノリトレン 168
ノルアドレナリン 84
ノルアドレナリン
　トランスポーター 109
ノルアドレナリン作動性・特異的
　セロトニン作動性抗うつ薬 104, 153
ノルアドレナリン神経末端 120
ノルトリプチリン塩酸塩 25, 86, 87, 168
脳梗塞後うつ病（PSD） 19
脳由来神経栄養因子（BDNF） 11, 127

は

ハミルトンうつ病評価尺度 9, 41
バルプロ酸 126
パーロデル 127
パキシル 174
パニック障害 49
パロキセチン塩酸塩水和物 49, 86, 147, 149, 174
排尿障害 133

ひ

ヒスタミン H_1 受容体 83, 105, 113
皮膚粘膜症候群 97
非ステロイド性消炎鎮痛薬 125
非線形性 62
非定型抗精神病追加療法 127
非定型抗精神病薬 1

ふ・へ

貧困妄想	156
フルボキサミンマレイン酸塩	40, 86, 147, 172
ブロモクリプチン	120, 127
プロチアデン	170
プロラクチン	64, 118
プロラクチン分泌抑制因子	118
不安・焦燥改善	17
不安・焦燥感	109
不眠	17
賦活化	134
賦活症状	5, 44, 56, 66, 107
腹圧性尿失禁	95
閉塞隅角緑内障	98, 133

ま

マプロチリン塩酸塩	29, 88, 170
慢性筋骨格痛	95

み

ミアンセリン塩酸塩	32, 109, 170
ミルタザピン	104, 109, 153, 176
作用機序	105
ミルナシプラン塩酸塩	83, 152, 176
至適用量	90

む

ムスカリン性アセチルコリン受容体	83
無月経	118

め

メジャーデプレッション	89
メタアナリシス	54
メランコリー	84

も

モノアミン	84
モノアミン取り込み阻害作用	71

や

夜尿症	24
薬物血中濃度時間曲線下面積	101
薬物相互作用	144
セルトラリン	62
パロキセチン	56
薬物動態学的薬物相互作用	144
薬理学的特性	62
薬力学的薬物相互作用	144

ら

ラピッドサイクラー	4
ラモトリギン	126

り

リフレックス	176
利尿薬	125
離脱症候群	102
離脱症状	6

る

ルジオミール	170
ルボックス	172
累積有効率	91

れ・ろ

レクサプロ	174
レスリン	172
レメロン	176
ロフェプラミン塩酸塩	26, 168

A

α_1受容体拮抗作用	23
α_1阻害作用	109

索 引

α_2 自己受容体 105
α_2 受容体に対する阻害作用 104
allosteric serotonin reuptake
　inhibitor 72
area under the curve (AUC) 101
autoreceptor 118

B

BDI (Beck Depression
　Inventory) 9
BDNF (brain-derived
　neurotrophic factor) 11

C

CANMAT 72
CES-D (Center for
　Epidemiologic Studies
　Depression scale) 9
citalopram 86
cytochrome P450 (CYP)
　　　　　　　　　45, 62, 107, 144
CYP1A2 24, 100, 101, 147, 152
CYP2C19 24, 77, 151
CYP2D6 23, 24, 25, 63, 79,
　　　　　100, 101, 147, 149, 151, 152
CYP3A4 24, 63, 150, 151
CYP3A4 の阻害剤 152

D

D_1 受容体ファミリー 118
D_2 受容体ファミリー 118
D_2 受容体遮断薬 115

F

5-HT_{1A} 受容体 106
5-HT_2 受容体 106
5-HT_{2A} 受容体 104
5-HT_{2C} 受容体 104
5-HT_3 受容体 105, 106
fluoxetine 87

M

MANGA Study 64, 111
MHPG (3-methoxy-4-
　hydroxyphenylglycol) 15

N

NaSSA (noradrenergic
　and specific serotonergic
　antidepressant) 104, 153
NICE ガイドライン 81

P・Q

PSD (post-stroke depression) 19
QOL 改善 53, 60
QT 延長作用 76

S

σ_1 受容体 18, 46
SASS (Social Adaptation Self-
　evaluation Scale) 9
SIADH 97
SNRI (serotonin-noradrenaline
　reuptake inhibitor) 83, 93, 151
SSRI (selective serotonin
　reuptake inhibitor)
　　　　　40, 49, 62, 70, 145, 147

T

T_3 増強療法 125
T_4 増強療法 125
TCA 21
Thase and Rush 分類 123
therapeutic drug monitoring
　(TDM) 43
torsade de pointes 96

付．抗うつ薬一覧表

一般名（欧文一般名）	商品名	剤　形		薬　価
三環系抗うつ薬（イミノベンジル系）				
イミプラミン塩酸塩 (imipramine hydrochloride)	トフラニール	10mg錠		9.60円
		25mg錠		10.60円
クロミプラミン塩酸塩 (clomipramine hydrochloride)	アナフラニール	10mg錠		10.30円
		25mg錠		21.20円
		25mg/2ml液		230.00円
トリミプラミンマレイン酸塩 (trimipramine maleate)	スルモンチール	10mg錠		6.40円
		25mg錠		11.70円
		10%散		38.40円

うつ病・うつ状態に対する用法・用量	副作用	禁忌
1日25〜75mgを初期用量とし，1日200mgまで漸増し，分割経口投与する．まれに300mgまで増量することもある．	悪性症候群，セロトニン症候群，てんかん発作，無顆粒球症，麻痺性イレウス，間質性肺炎，好酸球性肺炎，心不全，QT延長，心室頻拍，SIADH，肝障害，黄疸，パーキンソン症状等の錐体外路障害，眠気，口渇，排尿困難，便秘，悪心・嘔吐，ふらつき，めまい，発汗など	緑内障，心筋梗塞回復初期，尿閉，三環系抗うつ薬過敏症，MAO阻害薬投与中あるいは投与中止後2週間以内，QT延長症候群
1日50〜100mgを1〜3回に分割投与する．ただし，症状により適宜増減するが，1日最高量は225mgまでとする． 日局生理食塩液または日局5w/v％ブドウ糖注射液250〜500mlに25mgを加え，2〜3時間にわたって1日1回点滴静注する．その後漸増し，1回クロミプラミン塩酸塩として75mgまで投与することもできる．1週間以内に効果の発現を見るが，症状の改善がみられた後は徐々に経口投与に切り替える．	ショック［注射のみ］，悪性症候群，セロトニン症候群，てんかん発作，横紋筋融解症，無顆粒球症，汎血球減少，麻痺性イレウス，間質性肺炎，好酸球性肺炎，SIADH，QT延長，心室頻拍（Torsades de pointesを含む），心室細動，肝機能障害，黄疸，パーキンソン症状等の錐体外路障害，眠気，口渇，排尿困難，便秘，悪心・嘔吐，ふらつき，めまい，発汗，意識障害など	緑内障，心筋梗塞回復初期，尿閉，三環系抗うつ薬過敏症，MAO阻害薬投与中あるいは投与中止後2週間以内，QT延長症候群
1日50〜100mgを初期用量とし，1日200mgまで漸増し，分割経口投与する．まれに300mgまで増量することもある．	悪性症候群，無顆粒球症，麻痺性イレウス，幻覚，せん妄，精神錯乱，発疹，掻痒感，眠気，口渇，悪心・嘔吐，ふらつきなど	緑内障，三環系抗うつ薬に対し過敏症のある患者，MAO阻害薬を投与中の患者

一般名(欧文一般名)	商品名	剤　形		薬　価
ロフェプラミン塩酸塩 (lofepramine hydrochloride)	アンプリット	10mg錠		7.80円
		25mg錠		19.50円
三環系抗うつ薬（ジベンゾシクロヘプタジエン系）				
アミトリプチリン塩酸塩 (amitriptyline hydrochloride)	トリプタノール	10mg錠		9.60円
		25mg錠		9.60円
ノルトリプチリン塩酸塩 (nortriptyline hydrochloride)	ノリトレン	10mg錠		5.80円
		25mg錠		11.90円
アモキサピン (amoxapine)	アモキサン	10%細粒		43.90円
		10mgカプセル		7.40円
		25mgカプセル		14.70円
		50mgカプセル		24.60円

うつ病・うつ状態に対する用法・用量	副　作　用	禁　忌
1回10〜25mg（錠10mg：1錠または錠25mg：1錠）を1日2〜3回経口投与し，1日150mg（錠10mg：15錠または錠25mg：6錠）まで漸増する．	悪性症候群，口渇，動悸，頻脈，血圧降下，めまい，ふらつき，眠気，不眠，便秘，発疹，食欲不振，悪心，発汗など	緑内障，三環系抗うつ薬に対し過敏症のある患者，MAO阻害薬を投与中の患者
1日30〜75mgを初期用量とし，1日150mgまで漸増し，分割経口投与する．まれに300mgまで増量することもある．	重大な副作用：悪性症候群，セロトニン症候群，心筋梗塞，幻覚，せん妄，精神錯乱，痙攣，顔・舌部の浮腫，無顆粒球症，骨髄抑制，麻痺性イレウス，SIADH その他の副作用：口渇，眠気，肝障害など	緑内障，三環系抗うつ薬過敏症，心筋梗塞回復初期，尿閉，MAO阻害薬投与中あるいは投与中止後2週間以内
1日3回経口投与するか，またはその1日量を2回に分けて経口投与する．その後，症状および副作用を観察しつつ，必要ある場合は漸次増量する．通常，最大量は1日量としてノルトリプチリン150mg相当量以内であり，これを2〜3回に分けて経口投与する．	てんかん発作，無顆粒球症，麻痺性イレウス，パーキンソン症状等錐体外路障害，眠気，口渇，排尿困難，便秘，悪心・嘔吐，ふらつき，めまい，発汗など	緑内障，三環系抗うつ薬過敏症，心筋梗塞回復初期，尿閉，MAO阻害薬投与中患者
1日25〜75mgを1〜数回に分割経口投与する．効果不十分と判断される場合には1日量150mg，症状が特に重篤な場合には1日300mgまで増量することもある．	悪性症候群，痙攣，精神錯乱，幻覚，せん妄，無顆粒球症，麻痺性イレウス，遅発性ジスキネジア，皮膚粘膜眼症候群，中毒性表皮壊死症，急性汎発性発疹性膿疱症，口渇，動悸，頻脈，血圧降下，めまい，ふらつき，眠気，不眠，便秘，発疹，食欲不振，悪心，発汗など	緑内障，三環系抗うつ薬過敏症，心筋梗塞回復初期，MAO阻害薬投与中・投与中止後2週間以内

一般名（欧文一般名）	商品名	剤　　形	薬　価
三環系抗うつ薬（その他）			
ドスレピン塩酸塩 (dosulepin hydrochloride)	プロチアデン	25mg錠	13.80円
四環系抗うつ薬			
マプロチリン塩酸塩 (maprotiline hydrochloride)	ルジオミール	10mg錠	14.10円
		25mg錠	29.00円
		50mg錠	51.30円
ミアンセリン塩酸塩 (mianserin hydrochloride)	テトラミド	10mg錠	17.20円
		30mg錠	48.40円
セチプチリンマレイン酸塩 (setiptiline maleate)	テシプール	1mg錠	17.90円

うつ病・うつ状態に対する用法・用量	副 作 用	禁 忌
1日75〜150mg（3〜6錠）を2〜3回分割経口投与する．	悪性症候群，SIADH，口渇，動悸，血圧低下，めまい，ふらつき，眠気，便秘，発疹，食欲不振，悪心，発汗など	緑内障，三環系抗うつ薬過敏症，心筋梗塞回復初期，尿閉，MAO阻害薬投与中患者
1日30〜75mgを2〜3回に分割経口投与する．また上記用量は1日1回夕食後あるいは就寝前に投与できる． 1日1回夕食後あるいは就寝前に経口投与する．	悪性症候群，てんかん発作，横紋筋融解症，皮膚粘膜眼症候群，無顆粒球症，麻痺性イレウス，間質性肺炎，好酸球性肺炎，QT延長，心室頻拍，肝障害，黄疸，パーキンソン症状等錐体外路障害，眠気，口渇，排尿困難，便秘，悪心・嘔吐，ふらつき，めまい，発汗など	緑内障，心筋梗塞回復初期，痙攣性疾患，尿閉，MAO阻害薬投与中
1日30mgを初期用量とし，1日60mgまで増量し，分割経口投与する．また，上記用量は1日1回夕食後あるいは就寝前に投与できる．	悪性症候群，無顆粒球症，眠気，発疹，頻脈，めまい，ふらつき，口渇，肝障害など	MAO阻害薬投与中患者
1日3mgを初期用量とし，1日6mgまで漸増し，分割経口投与する．	悪性症候群，無顆粒球症，眠気，発疹，頻脈，めまい，ふらつき，口渇，肝障害など	MAO阻害薬投与中患者

一般名（欧文一般名）	商品名	剤　形		薬　価
トリアゾロピリジン系抗うつ薬					
トラゾドン塩酸塩 (trazodone hydrochloride)	デジレル	25mg 錠		20.20 円
		50mg 錠		35.60 円
	レスリン	25mg 錠		20.20 円
		50mg 錠		35.60 円
選択的セロトニン再取り込み阻害薬（SSRI）				
フルボキサミンマレイン酸塩 (fluvoxamine maleate)	ルボックス	25mg 錠		42.30 円
		50mg 錠		73.60 円
		75mg 錠		102.10 円
	デプロメール	25mg 錠		42.30 円
		50mg 錠		73.60 円
		75mg 錠		102.10 円

うつ病・うつ状態に対する用法・用量	副作用	禁忌
1日75〜100mgを初期用量とし，1日200mgまで増量し，1〜数回に分割経口投与する．	QT延長，心室性期外収縮，悪性症候群，セロトニン症候群，錯乱，せん妄，麻痺性イレウス，持続性勃起，無顆粒球症，低血圧，動悸，めまい，ふらつき，眠気，発疹，口渇，便秘，肝障害，倦怠感，ほてりなど	サキナビルメシル酸塩を投与中の患者
1日50mgを初期用量とし，1日150mgまで増量し，1日2回に分割して経口投与する．	痙攣，せん妄，錯乱，幻覚，妄想，意識障害，ショック，アナフィラキシー様症状，セロトニン症候群，悪性症候群，白血球減少，血小板減少，肝機能障害，黄疸，SIADH，眠気，嘔気・悪心，口渇，便秘，めまい・ふらつき，頭痛など	MAO阻害薬，ピモジド，チザニジン，ラメルテオン投与中

一般名（欧文一般名）	商品名	剤　　形	薬　価
パロキセチン塩酸塩水和物 （paroxetine hydrochloride hydrate）	パキシル	5mg 錠	65.50 円
		10mg 錠	114.80 円
		20mg 錠	201.30 円
塩酸セルトラリン （sertraline hydrochloride）	ジェイゾロフト	25mg 錠	114.60 円
		50mg 錠	200.70 円
エスシタロプラムシュウ酸塩 （escitalopram oxalate）	レクサプロ	10mg 錠	212.00 円

うつ病・うつ状態に対する用法・用量	副作用	禁忌
1日1回夕食後，20〜40mgを経口投与する．投与は1回10〜20mgより開始し，原則として1週ごとに10mg/日ずつ増量する．なお，症状により1日40mgを超えない範囲で適宜増減する．	セロトニン症候群，悪性症候群，錯乱，幻覚，せん妄，痙攣，SIADH，重篤な肝障害，倦怠，傾眠，めまい，頭痛，嘔気，口渇，便秘，ALT上昇，振戦，心悸亢進，体重増加など	MAO阻害薬投与中あるいは投与中止後2週間以内の患者，ピモジド投与中
1日25mgを初期用量とし，1日100mgまで漸増し，1日1回経口投与する．なお，年齢，症状により1日100mgを超えない範囲で適宜増減する．	セロトニン症候群，悪性症候群，痙攣，昏睡，肝障害，SIADH，皮膚粘膜眼症候群，中毒性表皮壊死融解症，アナフィラキシー様症状，睡眠障害，錯乱状態，傾眠，頭痛，浮動性めまい，動悸，悪心・嘔吐，口内乾燥，下痢，発疹，倦怠感，多汗，夜尿，斑状出血，皮下出血など	MAO阻害薬投与中あるいは投与中止後2週間以内の患者，ピモジド投与中
10mgを1日1回夕食後に経口投与する．増量は1週間以上の間隔をあけて行い，1日最高用量は20mgを超えないこととする．	痙攣，抗利尿ホルモン不適合分泌症候群(SIADH)，セロトニン症候群，悪心，傾眠，頭痛，口渇．浮動性めまい，倦怠感，下痢，腹部不快感など	MAO阻害薬投与中あるいは投与中止後2週間以内の患者，ピモジド投与中

一般名（欧文一般名）	商品名	剤　　形	薬　価
選択的セロトニン・ノルアドレナリン再取り込み阻害薬（SNRI）			
ミルナシプラン塩酸塩 （milnacipran hydrochloride）	トレドミン	12.5mg錠	22.90 円
		15mg錠	26.50 円
		25mg錠	39.10 円
		50mg錠	66.60 円
デュロキセチン塩酸塩 （duloxetine hydrochloride）	サインバルタ	20mg カプセル	169.30 円
		30mg カプセル	230.50 円
ノルアドレナリン・セロトニン作動性抗うつ薬（NaSSA）			
ミルタザピン （mirtazapine）	レメロン	15mg錠	169.30 円
	リフレックス	15mg錠	169.30 円

うつ病・うつ状態に対する用法・用量	副作用	禁忌
1日25mgを初期用量とし，1日100mgまで漸増し，1日2〜3回に分けて食後に経口投与する．ただし，高齢者には，1日25mgを初期用量とし，1日60mgまで漸増し，1日2〜3回に分けて食後に経口投与する．	悪性症候群，セロトニン症候群，痙攣，白血球減少，重篤な皮膚障害，SIADH，肝障害，黄疸，口渇，悪心・嘔吐，便秘，腹痛，味覚・舌異常，起立性低血圧，頻脈，動悸，眠気，めまい，立ちくらみ，頭痛，振戦，視調節障害，操転，焦燥感，知覚減退，不眠，筋緊張亢進，錐体外路障害，発疹，倦怠感，発汗，鼻閉，幻覚など	MAO阻害薬投与中患者，尿閉（前立腺疾患等）
1日1回朝食後，40mgを経口投与する．投与は1日20mgより開始し，1週間以上の間隔をあけて1日用量として20mgずつ増量する．効果不十分な場合には，1日60mgまで増量することができる．	セロトニン症候群，抗利尿ホルモン不適合分泌症候群，痙攣，幻覚，肝機能障害，肝炎，黄疸，皮膚粘膜眼症候群，アナフィラキシー反応，高血圧クリーゼ，尿閉など	MAO阻害薬を投与中あるいは投与中止後2週間以内の患者，高度の肝障害のある患者，高度の腎障害のある患者，コントロール不良の閉塞隅角緑内障の患者
1日15mgを初期用量とし，15〜30mgを1日1回就寝前に経口投与する．1日45mgを超えない範囲で適宜増減するが，増量は1週間以上の間隔をあけて1日用量として15mgずつ行うこと．	セロトニン症候群，無顆粒球症，好中球減少症，痙攣，肝障害，黄疸，SIADH，皮膚粘膜眼症候群，多形紅斑，体重増加，倦怠感，末梢性浮腫，傾眠，浮動性めまい，頭痛，振戦，不眠症，便秘，口渇，上腹部痛，動悸，AST上昇，ALT上昇，γ-GTP上昇，頻尿，過食など	MAO阻害薬を投与中あるいは投与中止後2週間以内の患者

抗うつ薬プラクティカルガイド
上手に選んで使いこなす！ ⓒ

発　行	2012年 1月10日	初版1刷
	2012年 2月20日	初版2刷
	2015年 7月30日	初版3刷

編著者　中　村　　　純
　　　　なか　むら　　じゅん

発行者　株式会社　中外医学社
　　　　代表取締役　青　木　　　滋

　　　〒162-0805　東京都新宿区矢来町62
　　　電　　話　　(03)3268-2701(代)
　　　振替口座　　00190-1-98814番

印刷・製本/三和印刷（株）　＜HI・KK＞
ISBN978-4-498-01784-9　　Printed in Japan

JCOPY　＜(社)出版者著作権管理機構 委託出版物＞

本書の無断複写は著作権法上での例外を除き禁じられています．複写される場合は，そのつど事前に，(社)出版者著作権管理機構（電話 03-3513-6969，FAX 03-3513-6979，e-mail: info@jcopy.or.jp）の許諾を得てください．